Diabetes Type 2

Cómo invertí la diabetes sin medicación en 3 meses

Escrito por

Chika Njoku

Contenido

Dedicación

En cariñosa memoria de mi padre, Sir, Engr J. N Oruche, cuya batalla contra la diabetes me enseñó la importancia de la resistencia y la esperanza. Su fortaleza me inspira cada día.

A mi maravilloso marido y a mis hijos, gracias por ser mi sistema de apoyo inquebrantable durante mi viaje para revertir la diabetes. Vuestro amor y vuestro ánimo han marcado la diferencia, y os estaré eternamente agradecida a cada uno de vosotros.

Y a mi encantadora madre y hermanos, ¡¡gracias por todo vuestro apoyo!!

Introducción

Mi viaje con la diabetes

En medio de la pandemia de COVID-19, como mucha gente, decidí centrarme en mi salud. Llevaba unos meses sintiéndome inusualmente cansada y, aunque lo atribuí al estrés de los encierros y a la actividad limitada, programé un análisis de sangre rutinario con mi médico de cabecera. Pensé sólo estaba siendo precavida, tal vez incluso exagerando. Al fin y al cabo, nunca había tenido problemas de salud graves.

Pocos días después, recibí una llamada que cambió mi vida: me habían diagnosticado **diabetes de tipo 2**. Mi médico estaba tan sorprendido como yo. Mi médico tan sorprendido como yo. Para asegurarse de que el diagnóstico era exacto, repitió los análisis de sangre dos veces. Desgraciadamente, los resultados lo confirmaron: mis niveles de azúcar en sangre eran peligrosamente altos y era oficialmente diabética.

Estaba sorprendida y asustada. No encajaba en la imagen estereotipada de una persona con diabetes de tipo 2. No tenía sobrepeso grave, hacía ejercicio de vez en cuando y mi dieta no era especialmente mala. No tenía mucho sobrepeso, hacía ejercicio de vez en cuando y mi dieta no era especialmente mala, o eso creía yo. Sin embargo, había señales de advertencia que había ignorado: sed excesiva de vez en cuando, micción frecuente y fatiga que supuse que no era más que agotamiento pandémico. La realidad me golpeó con fuerza: mi cuerpo no estaba tan sano como creía.

Aquel día salí de la clínica con una receta, un montón de folletos y la cabeza llena de preguntas. Pero lo más importante era que tenía que una decisión. Podía aceptar la diabetes como mi nueva realidad o luchar para .

Por qué escribí este libro

La decisión que tomé fue **revertir mi diabetes de tipo 2**. Estaba decidida a no dejar que este diagnóstico definiera mi futuro. Empecé un viaje intensivo de investigación, experimentación y cambios en mi estilo de vida que, en tres meses, no sólo redujeron mis niveles de azúcar en sangre, sino que los devolvieron a rangos normales. Mi médico se quedó asombrado y por fin me había librado de la diabetes, sin medicación.

El propósito de escribir este libro es compartir ese viaje contigo. Conozco el miedo, la confusión y la frustración que conlleva un diagnóstico de diabetes. Cuando me lo dijeron por primera vez, deseé tener un guía, alguien que hubiera estado en mi lugar y hubiera conseguido vencer las adversidades. Este libro es esa guía. Es un plan para cualquiera que quiera revertir la diabetes tipo 2 y tomar el control de su salud.

En este libro, desglosaré los pasos exactos que di -paso a paso- y te proporcionaré todas las herramientas, estrategias y conocimientos que necesitas para lograr tu propia recuperación. Conocerás los cambios en la dieta, las rutinas de ejercicio, los cambios mentales y los trucos de salud que funcionaron.
Y lo que es más importante, este libro se basa en la ciencia real y en soluciones prácticas que cualquiera puede seguir.

Si le acaban de diagnosticar diabetes de tipo 2 o lleva años padeciéndola, este libro es para usted. Quiero darle esperanza y fuerza: la diabetes no es una sentencia de por vida. Usted tiene el poder de .

La ciencia de la reversión de la diabetes de tipo 2

Tal vez se pregunte si es posible revertir la diabetes de tipo 2. La respuesta corta es sí, para muchas personas lo es. La respuesta larga requiere un poco más de explicación sobre lo que realmente es la Diabetes Tipo 2.

La diabetes de tipo 2 se produce cuando el organismo se vuelve resistente a la insulina, la hormona responsable de regular el azúcar en sangre. Cuando se desarrolla resistencia a la insulina, las células no pueden absorber el azúcar (glucosa) del torrente sanguíneo con la misma eficacia, lo que provoca un aumento de los niveles de azúcar en sangre. Con el tiempo, el páncreas, que produce insulina, se esfuerza por mantener el ritmo, lo que conduce a niveles de azúcar en sangre constantemente altos, que pueden dañar órganos, nervios y vasos sanguíneos.

En la mayoría de las personas, la diabetes progresa lentamente. Comienza con la prediabetes, **una** afección en la que los niveles de azúcar en sangre son más altos de lo normal, pero no lo suficiente como para diagnosticar diabetes.

Si no se interviene, la prediabetes suele desembocar en una diabetes de tipo 2. Una vez diagnosticada, se suelen recetar medicamentos para controlar la glucemia, pero estos fármacos no abordan la causa de fondo: la resistencia a la insulina.

He aquí la buena noticia: **La diabetes de tipo 2 es, en gran medida, una enfermedad relacionada con el estilo de vida,** lo que significa que los cambios en el estilo de vida pueden desempeñar un papel muy importante a la hora de . A diferencia de la diabetes de tipo 1, en la que el páncreas produce poca o ninguna insulina, las personas con diabetes de tipo 2 pueden recuperar el control de su glucemia con una combinación adecuada de dieta, ejercicio, pérdida de peso y control del estrés. En algunos casos, el páncreas puede recuperarse y puede restablecerse la sensibilidad a la insulina, lo que conduce a niveles normales de azúcar en sangre.

Seguí un enfoque respaldado científicamente, centrándome en:

- **Nutrición**: Comer alimentos integrales de bajo índice glucémico no produzcan picos de azúcar en sangre.

- **Ejercicio**: Construir músculo y mejorar la sensibilidad a la insulina tanto a través del entrenamiento de fuerza como del ejercicio cardiovascular.

- **Ayuno intermitente**: Permitir que el cuerpo queme la glucosa y la grasa almacenadas para obtener energía.

- **Reducción del estrés**: Controlar los niveles de cortisol, que desempeñan un papel importante en el control del azúcar en sangre.

- **Optimización del sueño**: El sueño reparador es crucial para el equilibrio hormonal y la salud metabólica.

Siguiendo estos principios, le di a mi cuerpo las herramientas que necesitaba para regular de forma natural el azúcar en sangre y, en última instancia, revertir la diabetes.

Qué esperar de este libro

Este libro está dividido en capítulos prácticos y fáciles de seguir que le llevarán a través de cada paso para revertir su diabetes. Usted aprenderá:

1. **Entender el diagnóstico**: Una inmersión más profunda en qué es la diabetes, cómo se desarrolla y qué significan los resultados de sus análisis de sangre.

2. **Mentalidad para el éxito**: Por qué es necesario un cambio mental y cómo cultivar una mentalidad que le ayude a revertir la diabetes, mantenerse motivado y mantener la enfermedad a raya.

3. **El Reset de 30 días**: Un plan integral para desintoxicar su cuerpo de alimentos procesados, azúcares y carbohidratos refinados que exacerban la resistencia a la insulina.

4. **La dieta del diabético**: Descubra qué comer para estabilizar el azúcar en sangre, la importancia del equilibrio de macronutrientes y los alimentos clave que favorecen la sensibilidad a la insulina.

5. **Ejercicio para la reversión**: Una guía de ejercicios que se centra tanto en la pérdida de peso como en la construcción de músculo, que son cruciales para mejorar la sensibilidad a la insulina.

6. **Ayuno intermitente**: Un método probado para regular el azúcar en la sangre comiendo dentro de una ventana específica y permitiendo que su cuerpo queme el exceso de glucosa.

7. **Gestión del estrés y del sueño**: Cómo reducir el estrés y mejorar el sueño afectan significativamente a la capacidad del organismo para controlar el azúcar en sangre.

8. **Suplementos y remedios** naturales: Un vistazo a los suplementos y tratamientos naturales que han demostrado ayudar a controlar o revertir la Diabetes Tipo 2.

9. **Seguimiento y control**: Herramientas que te ayudarán a medir tus progresos, ajustar tu plan y mantenerte en la senda del éxito a largo plazo.

10. **Superar los contratiempos**: Estrategias para enfrentarse a retos como los antojos, las mesetas y el desgaste emocional que supone hacer cambios en el estilo de vida.

11. **Mantener una vida sin diabetes**: Una vez que haya revertido la diabetes, este capítulo le mostrará cómo mantener sus nuevos hábitos saludables y evitar una recaída.

Cada capítulo incluye ejemplos prácticos, medidas prácticas y soluciones reales que me han funcionado a mí y pueden funcionarte a ti también.

Al final de este libro, usted tendrá una comprensión completa de cómo revertir su diabetes, recuperar el control de su salud, y vivir una vida libre de las limitaciones de esta enfermedad. Creo en este proceso porque funcionó para mí, y sé que puede funcionar para usted también. Empecemos juntos este viaje.

Capítulo 1

Entender la diabetes

¿Qué es la diabetes?

La diabetes es una enfermedad crónica que afecta a la forma en que el organismo transforma los alimentos en energía. Normalmente, cuando se ingieren hidratos de carbono, el cuerpo los descompone en glucosa, que entra en el torrente sanguíneo. Para ayudar a transportar la glucosa de la sangre a las células, el páncreas libera una hormona llamada insulina. Una vez dentro de las células, la glucosa se utiliza como combustible para producir energía.

En las personas diabéticas, este proceso está alterado. El organismo no produce suficiente insulina o no puede utilizarla eficazmente, lo que provoca altos niveles de glucosa en la sangre. Con el tiempo, la hiperglucemia puede causar graves daños en diversas partes del cuerpo, como el corazón, los riñones, los nervios, los ojos y los vasos sanguíneos.

La diabetes se clasifica en varios tipos, siendo el tipo 1 y el tipo 2 los más comunes.

Tipos de diabetes: Tipo 1 vs. Tipo 2

1. **Diabetes tipo 1**

   - **Causa**: En la diabetes de tipo 1, el sistema inmunitario ataca por error y destruye las células productoras de insulina del páncreas. Como resultado, la producción de insulina es escasa o nula, y las personas con esta enfermedad deben inyectarse insulina de por vida.

   - **A quién afecta**: Suele diagnosticarse en niños y adultos jóvenes, aunque puede desarrollarse a cualquier edad.

   - **Control**: La diabetes tipo 1 requiere un tratamiento con insulina, un control estricto de la glucemia y ajustes en el estilo de vida.

2. **Diabetes de tipo 2**

   - **Causa**: En la diabetes de tipo 2, el organismo no produce suficiente insulina o se vuelve resistente a sus efectos. A diferencia del tipo 1, en el que no se produce insulina, las personas con diabetes de tipo 2 producen insulina, pero las células de su organismo no responden eficazmente a ella.

   - **A quién afecta**: El tipo 2 es más común y suele darse en adultos mayores de 45 años, aunque cada vez se diagnostica en individuos más jóvenes debido al aumento de las tasas de obesidad e inactividad.

   - **Gestión**: Los cambios en el estilo de vida, como la dieta, el ejercicio y la pérdida de peso, desempeñan un papel fundamental. También pueden ser necesarios medicamentos o inyecciones de insulina, pero algunas personas pueden revertir la enfermedad con cambios significativos en su estilo de vida.

3. **Diabetes gestacional** (menos frecuente)

   - Se produce durante el embarazo, cuando el organismo se vuelve menos sensible a la insulina.

   - Suele desaparecer tras el parto, pero aumenta el riesgo de desarrollar diabetes de tipo 2 en etapas posteriores de la vida.

El papel de la insulina y el azúcar en sangre

La insulina es una hormona producida por el páncreas que ayuda a regular los niveles de azúcar en sangre mediante

facilitando la captación de glucosa en las células. Así es como funciona:

1. **Después de comer**: Cuando comes, especialmente alimentos ricos en carbohidratos, tu sistema digestivo descompone los alimentos en glucosa, que entra en tu torrente sanguíneo.

2. **Liberación de insulina**: A medida que aumentan los niveles de azúcar en sangre, el páncreas libera insulina. La insulina actúa como una llave, abriendo las células para que entre la glucosa y se utilice como energía.

3. **Normalización del azúcar en sangre**: Una vez que la glucosa entra en las células, los niveles de azúcar en sangre vuelven a un rango normal. En las personas sin diabetes, este sistema funciona eficazmente, garantizando que los niveles de azúcar en sangre se mantengan estables.

4. **En personas con diabetes**:

   - **Tipo 1**: Hay poca o ninguna insulina que ayude a la glucosa a entrar en las células, lo que hace que el azúcar en sangre se mantenga alto.

   - **Tipo 2**: Las células se vuelven resistentes a la insulina, por lo que, aunque la insulina esté presente, la glucosa no puede entrar fácilmente en las células, lo que también provoca un aumento del azúcar en sangre.

Sin suficiente insulina, o cuando la insulina no funciona correctamente, la glucosa se acumula en el torrente sanguíneo, lo que provoca niveles elevados de azúcar en sangre, lo que se conoce como **hiperglucemia**.

Cómo se desarrolla la diabetes de tipo 2

La diabetes de tipo 2 se desarrolla gradualmente y suele comenzar con una **resistencia a la insulina**. La resistencia a la insulina se produce cuando las células musculares, adiposas y hepáticas dejan de responder eficazmente a la insulina. El páncreas intenta compensarlo produciendo más insulina, pero con el tiempo no puede mantener el ritmo. Como resultado, la glucosa se acumula en el torrente sanguíneo.

Existen varios factores que contribuyen al desarrollo de la resistencia a la insulina y, en última instancia, de la diabetes de tipo 2:

1. **Genética**: Si tienes antecedentes familiares de diabetes, tienes más probabilidades de desarrollarla.

2. **Obesidad**: El exceso de grasa, especialmente alrededor del abdomen, está estrechamente relacionado con la resistencia a la insulina. El tejido adiposo puede liberar sustancias inflamatorias que interfieren en la función de la insulina.

3. **Falta de actividad física**: músculos inactivos no utilizan la glucosa tan eficazmente como los activos unos. El ejercicio regular ayuda a mejorar la sensibilidad a la insulina.

4. **Dieta poco saludable**: Una dieta rica en alimentos procesados, azúcares refinados y grasas poco saludables puede causar picos rápidos de azúcar en sangre, lo que conduce a la resistencia a la insulina con el tiempo.

5. **Estrés crónico**: El estrés desencadena la liberación de cortisol, que eleva el azúcar en sangre y puede contribuir a la resistencia a la insulina cuando se mantiene en el tiempo.

6. **Edad**: Aunque la diabetes de tipo 2 puede desarrollarse a cualquier edad, el riesgo aumenta con la edad, especialmente a partir de los 45 años.

7. **Prediabetes**: Muchas personas desarrollan **prediabetes** antes de la diabetes propiamente dicha. La prediabetes es una afección en la que los niveles de azúcar en sangre son elevados, pero aún no lo suficientemente altos como para ser diagnosticados como diabetes. Es una señal de advertencia y, en esta fase, a menudo aún es posible revertir la afección mediante cambios en el estilo de vida.

Síntomas y diagnóstico

Los síntomas de la diabetes de tipo 2 pueden ser sutiles al principio, por lo que es fácil ignorarlos o atribuirlos erróneamente al envejecimiento o a otras causas. Algunos síntomas comunes son:

1. **Micción frecuente**: Cuando el nivel de azúcar en sangre es elevado, los riñones trabajan más de la cuenta para filtrar y excretar el exceso de azúcar, lo que provoca un aumento de la micción.

2. **Sed excesiva**: A medida que su cuerpo pierde líquidos a través de la micción frecuente, se deshidrata, lo que provoca una sed persistente.

3. **Pérdida de peso inexplicable**: A pesar de comer más, algunas personas con diabetes pierden peso porque su organismo no puede utilizar eficazmente la glucosa como fuente de energía y, en su lugar, empieza a descomponer la grasa y los músculos.

4. **Fatiga**: Cuando tu cuerpo no puede utilizar la glucosa para obtener energía, puedes sentirte constantemente cansado

   y lento.

5. **Visión borrosa**: Un nivel elevado de azúcar en sangre puede provocar la inflamación del cristalino del ojo, lo que ocasiona cambios temporales en la visión.

6. **Cicatrización lenta de cortes o heridas**: Un nivel alto de azúcar en sangre puede afectar a la circulación y ralentizar

   la capacidad del cuerpo para curar las heridas.

7. **Entumecimiento u hormigueo en manos o pies**: Esto puede ser un signo de daño nervioso, una complicación común de la diabetes.

Diagnóstico

El diagnóstico de la diabetes de tipo 2 suele confirmarse mediante análisis de sangre, que miden los niveles de azúcar en sangre. Algunas pruebas comunes incluyen:

1. **Prueba de azúcar en sangre en ayunas**: Esta prueba se realiza después de haber ayunado durante al menos ocho horas. Un nivel de azúcar en sangre en ayunas de 126 mg/dL (7,0 mmol/L) o superior en dos ocasiones distintas indica diabetes.

2. **Prueba A1C (Hemoglobina A1C)**: Esta prueba mide sus niveles medios de azúcar en sangre durante los últimos dos o tres meses. Un nivel de A1C igual o superior al 6,5% indica diabetes. Una A1C entre el 5,7% y el 6,4% indica prediabetes.

3. **Prueba de tolerancia a la glucosa oral (PTGO)**: Esta prueba mide la glucemia antes y dos horas después de beber una solución rica en glucosa. Un nivel de azúcar en sangre a las dos horas de 200 mg/dL (11,1 mmol/L) o superior indica diabetes.

4. **Prueba aleatoria de azúcar en sangre**: Un nivel de azúcar en sangre de 200 mg/dL (11,1 mmol/L) o superior en cualquier momento del , independientemente de cuándo haya comido por última vez, sugiere diabetes, especialmente si presenta otros síntomas como sed excesiva o micción frecuente.

En mi caso, mi médico de cabecera me hizo dos veces **la prueba de glucemia en ayunas** y después una prueba A1C para confirmar el diagnóstico. Los resultados fueron claros: tenía diabetes de tipo 2.

Comprender las bases de la diabetes y cómo se desarrolla es el primer paso para tomar el control de la enfermedad. La buena noticia es que la diabetes de tipo 2 se puede prevenir en gran medida y es reversible con el enfoque adecuado. En los próximos capítulos, nos adentraremos en las medidas prácticas que tomé para revertirla y en cómo usted también puede hacerlo.

Capítulo 2

Cambio de mentalidad: Creer que se puede revertir la

diabetes Después de mi diagnóstico: En busca de respuestas

Cuando mi médico me dijo que tenía **diabetes de tipo 2**, me sentí abrumada y temerosa. Inmediatamente pensé en mi padre, que había vivido con diabetes durante 13 años antes de fallecer a los 58 años. Tenía muy presente su lucha contra la diabetes, las inyecciones de insulina, los medicamentos y los efectos secundarios. No pude evitar preguntarme si mi vida seguiría la misma trayectoria.

Pero después de que pasara esa oleada inicial de miedo, empezó a surgir un sentimiento de determinación. No quería que esta enfermedad definiera mi vida. No estaba dispuesta a resignarme a los medicamentos, las visitas frecuentes al médico y la amenaza inminente de complicaciones graves. Así que decidí hacer algo respecto.

Empecé a **leer, investigar y buscar soluciones**. Exploré artículos médicos, vi innumerables testimonios e incluso me uní a foros en línea donde la gente compartía sus historias de reversión de la diabetes tipo 2. Rápidamente descubrí algo sorprendente: no todo el mundo al que se le diagnosticaba diabetes tipo 2 seguía siendo diabético. Rápidamente descubrí algo sorprendente: no todas las personas a las que se les diagnosticaba diabetes de tipo 2 seguían siendo diabéticas. Muchas personas habían conseguido **revertir su diabetes**, normalizando sus niveles de azúcar en sangre sin medicación.

Al principio, era escéptica. Siempre me habían dicho que una vez que se tiene diabetes, es algo que hay que controlar el resto de la vida. Pero a medida que profundizaba en la ciencia y en las historias personales, me di cuenta de que es posible **revertir la diabetes de tipo 2**, sobre todo si se detecta a tiempo y se introducen cambios significativos en el estilo de vida.

Fue entonces cuando lo decidí: **Lo intentaría**. Estaba decidida a seguir el ejemplo de quienes habían logrado revertir su , pero para ello necesitaba hacer un **cambio** crucial: un **cambio de mentalidad**.

Romper los mitos sobre la diabetes

El primer paso para cambiar mi mentalidad fue enfrentarme a **los mitos e ideas erróneas** que había creído sobre la diabetes. Estos mitos habían conformado mi forma de entender la enfermedad y de creer en lo que era posible. Para avanzar de verdad, tuve que liberarme de estas creencias limitantes. Estos son algunos de los mitos más comunes que tuve que olvidar:

1. **Mito: La diabetes de tipo 2 es irreversible.**

   o   Mucha gente, entre la que me incluyo, siempre había oído que una vez que te diagnostican diabetes de tipo 2, la padeces de por vida. Se podía controlar con medicación, pero se consideraba una permanente.

   o   **Verdad**: La diabetes de tipo 2 no es necesariamente una para toda la vida. Con los cambios adecuados en el estilo de vida -especialmente al principio-, muchas personas han conseguido revertirla restaurando la capacidad de su organismo para regular la insulina y el azúcar en sangre.

2. **Mito: La diabetes es puramente genética.**

   o   Como mi padre tenía diabetes, supuse que era inevitable que yo también la desarrollara. Sentía que era algo que "llevaba en los genes" y que poco podía hacer respecto.

   o   **Verdad**: Aunque la genética puede aumentar la predisposición a padecer diabetes, los factores relacionados con el estilo de vida, como la dieta, la actividad física y el peso, desempeñan un papel fundamental a la hora de desarrollar o no la enfermedad. De hecho, la mayoría de los casos de diabetes de tipo 2 son prevenibles y, en muchos casos, reversibles mediante intervenciones en el estilo de vida.

3. **Mito: La medicación es la única solución.**

   o   Mi pensamiento inicial tras el diagnóstico fue que tendría que depender de la medicación, como padre. Creía que controlar la diabetes significaba tomar pastillas de por vida.

- o **Verdad**: La medicación puede ayudar a controlar los síntomaspero no aborda la causa principal de la diabetes, que es la resistencia a la insulina. Mediante cambios en la dieta, ejercicio y otras modificaciones del estilo de vida, se puede mejorar la sensibilidad a la insulina y revertir potencialmente la enfermedad sin depender de la medicación a largo plazo.

4. **Mito: No se puede disfrutar de la comida ni llevar una vida normal si se tiene diabetes.**

   - o Temía que controlar la diabetes significara renunciar a todo lo que me gustaba comer y limitar drásticamente mi vida social.

   - o **Verdad**: Aunque hay cambios dietéticos necesarios para revertir la diabetes, no tienen por qué ser extremos o sin alegría. Se trata de aprender a disfrutar de comidas más sanas y equilibradas, que pueden seguir siendo deliciosas y satisfactorias. Muchas personas que revierten la diabetes se sienten más sanas, con más energía y más comprometidas con la vida que antes del diagnóstico.

Romper estos mitos fue liberador para mí. Me dio esperanza y una nueva sensación de control sobre mi futuro. Me di cuenta de que la diabetes no tenía por qué definir mi vida: era algo contra lo que podía luchar y, potencialmente, vencer.

El poder de una mentalidad positiva

Uno de los factores más importantes para revertir con éxito la diabetes **es el poder de una mentalidad positiva**. Tras mi diagnóstico, podría haber caído fácilmente en la negatividad, culpando a la genética o resignándome a una vida de medicación. Pero comprendí que para hacer cambios duraderos, tenía que creer en la posibilidad del éxito.

Una mentalidad positiva significa creer que el cambio es posible, por desalentador que parezca el reto. Para mí, se trataba de cambiar mi diálogo interior de "no puedo" a "sí puedo". He aquí cómo cultivé esa mentalidad:

1. **Visualizar el éxito**: Empecé a visualizarme sana y sin diabetes. Imaginaba lo que sentiría al ir al médico y oír que mis niveles de azúcar en sangre eran normales. Esta imagen mental me dio algo por lo que trabajar y me mantuvo motivada.

2. **Centrarse en el progreso, no en la perfección**: Revertir la diabetes no es un proceso de un día para otro, y sabía que habría altibajos. En lugar de centrarme en la enormidad del reto, celebré las pequeñas victorias a lo largo del camino, ya fuera perder unos kilos, bajar ligeramente el nivel de azúcar en sangre o conseguir comer sano durante una semana. Cada pequeña victoria me hacía seguir adelante.

3. **Rodearme de historias positivas**: Leí historias de éxito de personas que habían revertido su . Sus experiencias me inspiraron y me demostraron que posible. Cuando me asaltaban las dudas, me recordaba a mí misma que si ellos podían , yo también.

4. **Autoconversación positiva**: Hice un esfuerzo consciente para sustituir los pensamientos negativos por afirmaciones positivas. En lugar de pensar: "Nunca podré dejar el azúcar", me dije: "Estoy tomando decisiones saludables que me ayudarán a vivir una vida más larga y feliz". Este cambio de lenguaje me dio mucho poder.

Fijar objetivos realistas y mensurables

Una vez que adopté una mentalidad positiva, supe que el siguiente paso era fijar **objetivos realistas y mensurables**. Tener objetivos concretos me dio algo a lo que aspirar, y dividirlos en pasos manejables hizo que todo el proceso pareciera menos abrumador.

Así es como abordé la fijación de objetivos:

1. **Empezar poco a poco**: Mi primer objetivo no era revertir la diabetes inmediatamente, sino reducir ligeramente mis niveles de azúcar en sangre durante el primer mes. Sabía que no podía solucionarlo todo de la noche a la mañana, así que me centré en hacer cambios pequeños y sostenibles.

   o **Ejemplo**: En lugar de eliminar todos los carbohidratos de mi dieta inmediatamente, empecé por reducir mi consumo de azúcares refinados y carbohidratos procesados, sustituyéndolos por cereales integrales y verduras.

2. **Establezca objetivos mensurables**: No bastaba con objetivos vagos como "quiero estar más sano". Necesitaba poder hacer un seguimiento de mis progresos. Uno de mis objetivos medibles era reducir mis **niveles de A1C** (que miden los niveles medios de azúcar en sangre durante tres meses). Otro objetivo era perder una cantidad específica de peso antes de una fecha determinada.

   o **Ejemplo**: Me fijé el objetivo de reducir mi A1C de 7,5% a menos de 6,5% en tres meses. También me fijé el objetivo de perder entre 15 y 20 kg en ese mismo .

3. **Crear un plan de acción**: Una vez que tuve mis objetivos, creé un acción. Incluía cambios específicos en mi dieta, una rutina de ejercicios y estrategias para controlar el estrés. También programé controles periódicos del azúcar en sangre para supervisar mis progresos.

   o **Por ejemplo**: Me comprometí a caminar a paso ligero 30 minutos cinco días a la semana, y me propuse preparar la comida cada domingo para asegurarme de que tenía opciones de comida sana preparadas para la semana.

4. **Celebrar los hitos**: Cada vez que alcanzaba un hito, por pequeño que fuera, lo celebraba. Ya fuera bajar mi A1C un 0,5% o perder unos kilos, cada victoria me motivaba para seguir adelante.

Vencer el miedo y la duda

A pesar de mi determinación, el miedo y las dudas me asaltaban de vez en cuando. Es normal sentir ansiedad ante algo tan serio como la diabetes, sobre todo teniendo en los antecedentes de mi padre. Pero aprendí a **superar esos miedos** afrontándolos de frente.

1. **Miedo al fracaso**: Uno de mis mayores temores era intentar revertir la diabetes y fracasar. Me preocupaba decepcionarme a mí misma y a los demás. Pero entonces me di cuenta de que no en absoluto era una forma garantizada de fracasar. Aunque no revirtiera la diabetes por completo, cada cambio positivo que hiciera mejoraría mi salud y mi calidad de .

   - **Solución**: Replanteé el fracaso como parte del proceso. Sabía que habría contratiempos, pero en lugar de verlos como fracasos, los vi como oportunidades para aprender y ajustar mi enfoque.

2. **Duda en el proceso**: Hubo momentos en los que dudé de que la dieta, el ejercicio y los cambios en el estilo de vida pudieran realmente marcar una diferencia tan grande. Había visto a mi padre depender de la medicación y me costaba creer que algo tan sencillo como la alimentación y el movimiento pudieran revertir la enfermedad.

   - **Solución**: Me apoyé en las historias de éxito de otros que habían recorrido este camino antes que yo. Sus testimonios, unidos a mis primeros resultados, me dieron confianza para seguir adelante.

3. **Miedo a ser juzgada**: También tenía miedo de lo que pudieran pensar los demás, sobre todo porque mucha gente creía que la diabetes era algo que simplemente se "controlaba" con medicación. Pensarían que estaba siendo irresponsable al intentar revertirla de forma natural?

   - **Solución**: Me recordé a mí misma que este era mi viaje, no el de los demás. Yo era responsable de mi salud y la única opinión que realmente importaba era la . Cuando empecé a ver resultados, mi confianza creció y el miedo a ser juzgada desapareció.

Al **cambiar de mentalidad**, acabar con los mitos sobre la diabetes, fijar objetivos realistas y superar el miedo y las dudas, senté las bases para revertir mi . El cambio mental fue sólo el principio, pero constituyó un primer paso crucial. En los capítulos siguientes, profundizaré en los pasos prácticos que di -desde la dieta y el ejercicio hasta la gestión del estrés y el sueño- en mi viaje para revertir la diabetes de tipo 2.

Capítulo 3

El Reset de 30 Días: Detoxing Your Body

Después de que me diagnosticaran diabetes de tipo 2 y de hacer el cambio de mentalidad crítico, supe que el siguiente paso era pasar a la acción. Estaba decidida a revertir mi enfermedad, pero no sabía por dónde empezar. Afortunadamente, me encontré con **el Dr. Michael Mosley** y sus amplios recursos sobre **cómo revertir la diabetes**. Su trabajo me abrió los ojos, ofreciéndome soluciones prácticas como la **dieta mediterránea**, el **ayuno intermitente** y la importancia de desintoxicar el cuerpo.

Me inspiraron las historias de éxito y las investigaciones que demuestran que, con los cambios adecuados en la dieta y el estilo de vida, la diabetes de tipo 2 puede revertirse. Había llegado el momento de tomar las riendas de mi salud, y sabía que un **Reset de 30 días** sería la forma perfecta de iniciar mi viaje.

Por qué es importante desintoxicarse para revertir la diabetes

La idea de **desintoxicarse** puede parecer un concepto de moda, pero para las personas con diabetes tipo 2 es mucho más que eso: es un paso crucial para restablecer el equilibrio del organismo. Desintoxicarse, en este contexto, no significa beber sólo zumos o tomar suplementos. Se trata de **eliminar** de la dieta **alimentos** y sustancias **nocivas** que contribuyen a la resistencia a la insulina, los picos de azúcar en sangre y la inflamación.

He aquí por qué la desintoxicación es tan importante a la hora de revertir la diabetes:

1. **Reducir la resistencia a la insulina**: Uno de los principales problemas de la diabetes de tipo 2 es que las células del organismo se vuelven resistentes a la insulina, lo que significa que no responden eficazmente a ella. Esto conduce a niveles elevados de azúcar en sangre. La desintoxicación ayuda a restablecer la sensibilidad del cuerpo a la insulina mediante la eliminación de los alimentos que exacerban la resistencia a la insulina, como los azúcares procesados y las grasas poco saludables.

2. **Reducir la inflamación**: La inflamación crónica desempeña un papel importante en el desarrollo de la diabetes. Muchos alimentos procesados y azucarados favorecen la inflamación

en el organismo, lo que empeora la resistencia a la insulina. Al desintoxicarte y centrarte en alimentos antiinflamatorios, le das a tu cuerpo la oportunidad de curarse.

3. **Apoyo al hígado y al páncreas**: El hígado desempeña un papel fundamental en la regulación de los niveles de azúcar en sangre. Con el tiempo, los malos hábitos alimenticios pueden sobrecargar el , haciéndolo menos eficaz en la gestión de la glucosa. Una desintoxicación ayuda al hígado y al páncreas aportándoles los nutrientes que necesitan para funcionar correctamente.

4. **Pérdida de peso**: El exceso de grasa, sobre todo alrededor del abdomen, está estrechamente relacionado con la resistencia a la insulina. Al desintoxicarse y adoptar una dieta más limpia, se suele perder peso, lo que mejora la sensibilidad a la insulina y ayuda a reducir los niveles de azúcar en sangre.

Eliminar los alimentos procesados y los azúcares

El primer paso, y el más importante, en mi reseteo de 30 días fue **eliminar** de mi **los alimentos procesados y los azúcares añadidos**. Los alimentos procesados suelen estar cargados de azúcares ocultos, grasas poco saludables y sustancias químicas que interfieren en el control del azúcar en sangre y favorecen el aumento de peso.

Esto es lo que he eliminado y por qué:

1. **Hidratos de carbono refinados**: Los alimentos como el pan blanco, la bollería y la pasta elaborados con cereales refinados provocan picos rápidos de azúcar en sangre. Se descomponen rápidamente en glucosa, que inunda el torrente sanguíneo, provocando picos de insulina y contribuyendo a la resistencia a la insulina.

   o **Solución**: Sustituí los carbohidratos refinados por cereales integrales como la quinoa, el arroz integral y la avena. Estos se descomponen más lentamente, proporcionando una liberación más constante de energía sin la montaña rusa de azúcar en la sangre.

2. **Bebidas azucaradas**: Los refrescos, zumos de frutas y tés azucarados están repletos de azúcar, lo que provoca picos inmediatos de glucosa en sangre.

   o **Solución**: Cambié las bebidas azucaradas por agua, infusiones y café solo. Añadir rodajas de limón o pepino al agua mantenía el interés.

3. **Aperitivos procesados**: Las patatas fritas, las galletas saladas y otros aperitivos precocinados suelen estar cargados de grasas poco saludables, sal y azúcar. Aportan poco o ningún valor nutricional y contribuyen al aumento de peso y al mal control del azúcar en sangre.

   o **Solución**: En lugar de comer patatas fritas, comí frutos secos, semillas y rodajas de verduras como zanahorias y pepinos.

4. **Edulcorantes artificiales**: Muchos productos "dietéticos" contienen edulcorantes artificiales que, a pesar de ser bajos en calorías, pueden afectar negativamente a la sensibilidad a la insulina y a la regulación del azúcar en sangre.

   o **Solución**: Evité los alimentos etiquetados como "sin azúcar" o "dietéticos" y me centré en los alimentos enteros y naturales. Si necesitaba un edulcorante, utilizaba pequeñas cantidades de opciones naturales como la stevia o la fruta del monje.

Al eliminar estos alimentos de mi dieta, noté una **reducción drástica de mis antojos**. La primera semana fue dura, pero a medida que mi cuerpo se adaptaba, descubrí que mis niveles de azúcar en sangre empezaban a estabilizarse y tenía más energía durante todo el día.

Incorporación de integrales: Verduras, proteínas magras y grasas saludables Una vez eliminados los alimentos procesados y los azúcares, los sustituí por **alimentos integrales ricos en nutrientes** que nutrirían mi cuerpo y respaldarían mis esfuerzos por revertir la diabetes. Me centré en equilibrar el azúcar en sangre comiendo muchas **verduras**, **proteínas magras** y **grasas saludables**.

1. **Verduras**: Las verduras sin almidón se convirtieron en la base de mi dieta. Son bajas en carbohidratos y ricas en fibra, que ayuda a ralentizar la digestión de los azúcares y a mantener estables los niveles de azúcar en sangre.

    - **Ejemplos**: Verduras de hoja verde (espinacas, col rizada), crucíferas (brécol, coliflor), pimientos y calabacines. Me aseguré de llenar la mitad de mi plato con verduras en cada comida.

2. **Proteínas magras**: Las proteínas son esenciales para mantenerse saciado y evitar los picos de azúcar en sangre. Me centré en fuentes de proteínas magras de alta calidad para mantener el equilibrio en mis comidas.

    - **Ejemplos**: Pechuga de pollo, pavo, pescado (especialmente pescado graso como el salmón por su omega-3), huevos y opciones vegetales como lentejas y garbanzos.

3. **Grasas saludables**: En contra de la creencia popular, no todas las grasas son malas: **las grasas saludables** son esenciales para mantener estables los niveles de azúcar en sangre y favorecer la salud del corazón. Además, te ayudan a sentirte lleno y satisfecho, por lo que te resultará más fácil seguir un plan de alimentación saludable.

    - **Ejemplos**: Aguacates, aceite de oliva, frutos secos (como almendras y nueces), semillas (chía, lino) y pescados grasos. Me aseguré de incluir una fuente de grasa saludable en cada comida, ya fuera un chorrito de aceite de oliva en la ensalada o un puñado de frutos secos como tentempié.

Ejemplo de plan de comidas de 30 días

Este es un ejemplo del **plan de comidas de 30 días** que seguí para desintoxicar mi cuerpo, mejorar mi sensibilidad a la insulina y trabajar para revertir la diabetes. Me centré en alimentos integrales y no procesados que mantuvieran estable mi nivel de azúcar en sangre y me ayudaran a perder peso.

El desayuno:

- **Día 1**: Huevos revueltos con espinacas y aguacate
- **Día 2**: pudin de semillas de chía con leche de almendras sin azúcar y un puñado de bayas
- **Día 3**: Yogur griego con semillas de lino y una pizca de canela

La comida:

- **Día 1**: Ensalada de pollo a la plancha con verduras variadas, pepino, tomate y aliño de aceite de oliva
- **Día 2**: Sopa de lentejas con guarnición de verduras asadas
- **Día 3**: Ensalada de atún con verduras mixtas, aceitunas y un chorrito de aceite de oliva

La cena:

- **Día 1**: Salmón al horno con brócoli asado y quinoa
- **Día 2**: Tofu salteado con verduras mixtas (pimientos, calabacín, champiñones) y arroz de coliflor.
- **Día 3**: Hamburguesa de pavo a la parrilla con una guarnición de boniato asado y una ensalada verde

Aperitivos:

- Un puñado de almendras o nueces
- Palitos de zanahoria con hummus
- Rodajas de manzana con mantequilla de almendras

Este plan de comidas proporcionaba el **equilibrio adecuado de proteínas, grasas saludables y fibra** para ayudar a mi a regular la insulina y promover la pérdida de peso. No se trataba de privarme, sino de nutrir mi cuerpo con los alimentos que necesitaba para curarse.

Seguimiento del progreso: Azúcar en sangre y pérdida de peso

Durante mi reinicio de 30 días, el seguimiento de mi progreso fue clave para mantener la motivación y ajustar mi enfoque cuando fuera necesario. Me fijé en dos indicadores principales: **los niveles de azúcar en sangre** y la **pérdida de peso**.

1. **Seguimiento de los niveles de azúcar en sangre:**

   - Todas las mañanas, antes de comer, me medía **la glucemia en ayunas** para ver cómo respondía mi cuerpo a la desintoxicación. Al principio, mis niveles eran más altos de lo que quería, pero después de la primera , empecé a verlos bajar gradualmente.

   - También controlé **el nivel de azúcar en sangre después de las comidas** para ver cómo afectaban los distintos alimentos. Llevar un diario de comidas me ayudó a identificar qué alimentos me provocaban picos y cuáles me mantenían estable el azúcar en sangre.

2. **Seguimiento de la pérdida de peso:**

   - La pérdida de peso puede mejorar significativamente la sensibilidad a la insulina, así que controlé mi peso semanalmente. Después de las dos primeras semanas, me di cuenta de que perdía **entre un kilo y un kilo por semana**, lo cual era alentador. La clave no era una pérdida de peso rápida, sino **un progreso constante y sostenible**.

   - Por ejemplo, al final de los 30 días, había perdido **entre 2,5 y 3 kilos**, lo que no sólo mejoró mis niveles de azúcar en sangre, sino que también me dio un impulso de energía y confianza.

Además de seguir estos indicadores, también presté atención a cómo **me sentía**: más energía, pensamientos más claros y mejor sueño fueron algunos de los beneficios inmediatos que noté. Estas victorias no a gran escala me hicieron seguir adelante.

El **Reset de 30 días** no fue sólo una dieta, fue el comienzo de un nuevo estilo de vida. La desintoxicación de mi cuerpo mediante la eliminación de alimentos nocivos y la incorporación de opciones integrales y ricas en nutrientes me ayudó a recuperar el control sobre el azúcar en sangre y a sentar las bases para revertir mi diabetes. Los resultados físicos fueron claros: pérdida de peso, mejor control del azúcar en sangre y más energía. Pero igualmente importantes fueron la claridad mental y la sensación de poder que adquirí. Había dado los primeros pasos para revertir mi diabetes y me sentía increíble.

Capítulo 4

La alimentación como medicina: Dominar la dieta del diabético

Durante mi viaje para revertir la diabetes, tuve que prestar mucha atención a los alimentos que consumía. Algunos de mis alimentos favoritos, que yo consideraba saludables, **me subían el azúcar** más de lo que imaginaba. Descubrí que incluso algo tan sencillo como un plátano -mi fruta favorita- podía dispararme el azúcar en sangre, y que necesitaba **casi tres días** de alimentación cuidadosa y ejercicio intenso para volver a los niveles normales.

Del mismo modo, **la pizza** y algunas de mis queridas **comidas africanas**, como **el ñame**, suponían un desafío inesperado para mi control de la glucemia, por mucho ejercicio que hiciera.

Esta constatación fue un punto de inflexión para mí. Tuve que replantearme mi dieta desde cero y aprender a **utilizar los alimentos como medicina**. En este capítulo, compartiré cómo dominé la dieta diabética, aprendí la importancia de equilibrar los macronutrientes y encontré la curación a través de alimentos de bajo índice glucémico y antiinflamatorios. También daré consejos prácticos y recetas que hicieron que la transición fuera sostenible y eficaz.

Los hidratos de carbono y el índice glucémico

Una de las cosas más importantes que aprendí es **que no todos los carbohidratos son iguales**. Los carbohidratos desempeñan un papel importante en la regulación del azúcar en sangre, pero algunos tipos de carbohidratos -especialmente los que **tienen un índice glucémico (IG) alto**- provocan subidas rápidas del azúcar en sangre. Comprender la diferencia entre alimentos con IG alto y bajo fue clave para revertir mi diabetes.

1. **¿Qué es el índice glucémico?**

    - El **índice glucémico** es una medida de la rapidez con la que un alimento que contiene carbohidratos eleva los niveles de azúcar en sangre. Los alimentos con un índice glucémico alto se digieren rápidamente y provocan un pico de glucosa en sangre, mientras que los alimentos con un índice glucémico bajo se digieren más lentamente y provocan un aumento gradual de la glucemia.

2. **Alimentos con alto índice glucémico que debe evitar**:

   - Aprendí que algunos de mis alimentos favoritos, como **los plátanos**, **el boniato** y la **pizza**, tenían un IG elevado y provocaban importantes subidas de azúcar en sangre.

   - **Ejemplo**: Cada vez que comía un plátano, mi nivel de azúcar en sangre se disparaba, e incluso con mis **sesiones** regulares **de 1 hora en la cinta de correr**, tardaba **3 días** en volver a la normalidad. Tuve que reducir el consumo de frutas con alto índice glucémico, como el plátano, la piña y la sandía, y sustituirlas por frutas con bajo índice glucémico, como **las bayas** (arándanos, fresas), que afectaban mucho menos a mi glucemia.

3. **Alimentos de bajo índice glucémico**:

   - Cambié mi dieta para incluir más **alimentos de IG bajo**, como verduras sin almidón (brécol, espinacas), legumbres (lentejas, garbanzos) y cereales integrales (quinoa, cebada). Estos alimentos me proporcionaban una energía sostenida sin provocar picos drásticos de azúcar en sangre.

   - **Ejemplo**: En lugar de ñame, empecé a comer **boniatos**, que tienen un IG más bajo y son ricos en fibra, lo que me ayuda a mantener el azúcar en sangre más estable.

Equilibrio de macronutrientes (proteínas, grasas e hidratos de carbono)

Una vez que comprendí la importancia de elegir los tipos adecuados de carbohidratos, me di cuenta de que para dominar la dieta diabética también era necesario **equilibrar los macronutrientes**. Los hidratos de carbono, las proteínas y las grasas desempeñan un papel importante en la gestión del azúcar en sangre, y conseguir el equilibrio adecuado es fundamental para controlar la diabetes de tipo 2.

1. **Hidratos de carbono**:

   - Aunque era tentador eliminar los carbohidratos por completo, aprendí que no se trata de eliminarlos, sino de **elegir los tipos adecuados** y comerlos con moderación. Los carbohidratos integrales y sin refinar, como **la quinoa, la avena y las legumbres**, se convirtieron en alimentos básicos de mi dieta. Combinaba estos carbohidratos con **alimentos ricos en fibra** para ralentizar su digestión y evitar los picos de azúcar en sangre.

2. **Proteínas**:

   - Añadir **proteínas magras** a mis comidas me ayudó a estabilizar el azúcar en sangre al ralentizar la absorción de carbohidratos. Las proteínas también me ayudaron a saciarme durante más tiempo, reduciendo las ganas de picar alimentos con alto índice glucémico.

   - **Ejemplos**: Incorporé más **pechuga de pollo, pavo, pescado** y proteínas vegetales como las **lentejas** y **el tofu**. En lugar de comer ñame solo, lo acompañé con un trozo de pollo a la plancha o una guarnición de pescado, lo que ayudó a moderar la subida de azúcar en sangre.

3. **Grasas**:

   - Las grasas saludables son cruciales para controlar el azúcar en sangre. Ayudan a ralentizar la digestión de los carbohidratos y evitan los picos de azúcar en sangre. Me he propuesto incluir **aguacate, aceite de oliva, frutos secos** y **semillas** en mis comidas diarias.

   - **Por ejemplo**: Cuando se me antojaba algo cremoso, cambiaba los aliños procesados por un chorrito de **aceite de oliva virgen** extra en mis ensaladas, que no sólo tenían un sabor delicioso sino que también me ayudaban a controlar el azúcar en sangre.

Alimentos que curan: alimentos antiinflamatorios y de bajo índice glucémico

Otra parte fundamental para revertir la diabetes fue adoptar alimentos con propiedades **antiinflamatorias** y perfiles **glucémicos** naturalmente **bajos**. La inflamación crónica es uno de los problemas subyacentes de la diabetes de tipo 2, por lo que centrarme en alimentos que redujeran la inflamación fue esencial para mí.

1. **Alimentos antiinflamatorios**:

   - **Las bayas**, las **verduras de hoja verde**, **los pescados grasos** y los **frutos secos** son grandes fuentes de nutrientes antiinflamatorios. Me propuse comer alimentos ricos en antioxidantes, omega-3 y fibra, que ayudan a reducir la inflamación y mejoran la sensibilidad a la insulina.

   - **Ejemplo**: Empecé a añadir **salmón** y **caballa** (ricos en ácidos grasos omega-3) a mi dieta 2-3 veces por semana. Estas grasas ayudan a reducir la inflamación y noté un efecto positivo en mis niveles de azúcar en sangre.

2. **Alimentos de bajo índice glucémico**:

   - El núcleo de mi dieta lo constituyeron **los alimentos con bajo índice glucémico**, como las verduras de hoja verde, las legumbres y algunos cereales integrales. Evité los carbohidratos refinados, los tentempiés azucarados y los zumos de fruta.

   - **Por ejemplo**: En lugar de comer pizza, que me ponía el azúcar por las nubes, experimenté con alternativas bajas en carbohidratos, como la pizza con corteza de coliflor, que me permitían disfrutar de los sabores que me encantaban sin el impacto negativo en mi salud.

La importancia de la fibra para controlar el azúcar en sangre

La fibra se convirtió en mi **mejor amiga** en la lucha por revertir la diabetes. Los alimentos ricos en fibra ralentizan la absorción de azúcares en el torrente sanguíneo, lo que ayuda a prevenir los picos de glucosa en sangre. Me propuse incorporar alimentos ricos en fibra en todas las comidas.

1. **Fibra soluble**:

   - La fibra soluble ayuda a reducir los niveles de azúcar en sangre al ralentizar la absorción del azúcar y mejorar la sensibilidad a la insulina.

   - **Ejemplos**: Alimentos como **la avena**, las **semillas de chía**, **las alubias** y las **lentejas** se convirtieron en alimentos básicos de mi dieta. A menudo añadía **semillas de lino molidas** o **de chía** a mis batidos matutinos, lo que me ayudaba a empezar el día forma equilibrada.

2. **Fibra insoluble**:

   - La fibra insoluble, presente en los cereales integrales y las verduras, me ayudó a mantener sano el aparato digestivo y estables los niveles de azúcar en sangre.

   - **Ejemplo**: Sustituí el arroz blanco por **arroz integral** y quinoa, que no sólo aportaban fibra sino también nutrientes esenciales como el magnesio, importante para regular el azúcar en sangre.

Consejos para preparar comidas con éxito a largo plazo

La preparación de las comidas **cambió** vida. Me permitió seguir mi nueva dieta, evitar tentaciones y tener siempre a mano opciones saludables.

1. **Planifique con antelación**:

   - Descubrí que dedicar tiempo los domingos a preparar las comidas de la semana era increíblemente útil. Picaba verduras, cocinaba proteínas a granel y preparaba tentempiés como frutos secos y verduras.

   - **Ejemplo**: Preparé con platos como **salteados de pollo y verduras, sopas de lentejas** y **ensaladas de quinoa**. Así me resultaba más fácil tomar comidas sanas cuando estaba ocupada o tenía la tentación de tomar malas decisiones.

2. **Cocinar por lotes**:

   - Empecé a cocinar en tandas y a congelar porciones para más tarde. Esto me resultaba especialmente útil los días que no me apetecía cocinar pero necesitaba una comida nutritiva.

   - **Ejemplo**: Hice grandes tandas de **chili con frijoles y pavo molido magro** y congelé porciones individuales para almuerzos rápidos.

3. **Preparación de la merienda**:

   - La clave para evitar los picos de azúcar en sangre provocados por los tentempiés procesados era tener preparados **tentempiés saludables**.

   - **Por ejemplo**: Preparé bolsas de **almendras, rodajas de pepino** y **palitos de zanahoria** para tener siempre algo sano a mano entre horas.

Recetas para el desayuno, la comida, la cena y la merienda

He aquí unas cuantas recetas sencillas y deliciosas que me ayudaron a seguir por el buen camino mientras invertía mi :

1. **El desayuno**:
   - **Pudding de semillas de chía**: Mezcla **semillas de chía** con **leche de almendras sin azúcar**, un toque de **stevia** y cubre con **arándanos**. Esta comida rica en fibra y baja en IG es perfecta para estabilizar el azúcar en sangre.

2. **La comida**:
   - **Ensalada de quinoa**: Combine **la quinoa**, los **tomates cherry**, los **pepinos**, el **aceite de oliva** y la **zumo de limón** para una comida refrescante y rica en fibra.

3. **La cena**:
   - **Salmón al horno con verduras asadas**: Sazona el salmón con hierbas y hornéalo hasta que esté tierno. Sírvelo con una guarnición de **brócoli** asado y **boniatos** para una comida saciante y antiinflamatoria.

4. **Merienda**:
   - **Palitos de verduras con hummus**: Corta **zanahorias**, **apio** y **pimientos** en rodajas y sírvelos **con hummus** casero o comprado en la tienda para obtener un tentempié nutritivo y bajo en carbohidratos.

Al considerar los alimentos como **medicinas**, pude recuperar el control de la glucemia y revertir la diabetes. Aprender qué alimentos me disparaban el azúcar en sangre y cuáles me ayudaban a curarme me cambió la vida. Gracias a los principios descritos en este , conseguí el éxito a largo plazo, no sólo para controlar la diabetes, sino para prosperar con una dieta sana y sostenible.

Capítulo 5

Ayuno intermitente: El cambio de juego

El ayuno intermitente (AI) **fue una revelación** en mi viaje hacia la reversión de la diabetes de tipo 2. Había oído hablar mucho de él, pero no entendía plenamente su potencial hasta que me sumergí en la investigación y vi cómo la gente lo utilizaba para mejorar la regulación del azúcar en sangre y la salud en general. Había oído hablar mucho de él, pero no entendía todo su potencial hasta que me sumergí en la investigación y vi cómo la gente lo utilizaba para mejorar **la regulación del azúcar en sangre** y la salud en general. Una vez que incorporé el ayuno a mi rutina diaria, observé mejoras significativas en mis niveles de glucosa en sangre, pérdida de peso e incluso niveles de energía.

En este capítulo, explicaré qué es el ayuno intermitente, cómo funciona, los beneficios específicos que tiene para **revertir la diabetes** y cómo adapté los diferentes métodos de ayuno a mi estilo de vida. Al final, tendrá una idea clara de cómo el ayuno puede ayudarle a usted también, y consejos prácticos para iniciar y mantener una rutina de ayuno.

¿Qué es el ayuno intermitente y cómo funciona?

El ayuno intermitente no es una dieta en el sentido tradicional, sino un **patrón de alimentación** en el que se alternan periodos de comida y ayuno. Se centra más en **cuándo** se come que en **qué** se come. Este método aprovecha la capacidad natural del cuerpo para pasar largos periodos sin comer, forzándolo a pasar de quemar glucosa a quemar **grasa almacenada** como fuente de energía primaria, lo que puede tener profundos efectos en los niveles de azúcar en sangre y la sensibilidad a la insulina.

He aquí cómo funciona el ayuno intermitente en términos de reversión de la diabetes:

1. **Reducción de los niveles de insulina**:

    o Después de comer, el cuerpo libera insulina para ayudar a convertir la glucosa (azúcar) en energía o almacenarla para más tarde. Al ayunar, el organismo deja de producir insulina, lo que permite que sus niveles disminuyan de forma natural. Este periodo de descanso puede hacer que las células respondan mejor a la insulina cuando comemos, lo que ayuda a prevenir la resistencia a la insulina.

2. **Mejorar la sensibilidad a la insulina**:

   - Cuando el organismo se vuelve más sensible a la insulina, puede controlar mejor los picos de azúcar en sangre, lo que resulta crucial para las personas con diabetes de tipo 2. El ayuno intermitente puede ayudar a restablecer el equilibrio, lo que lleva a un mejor **control de azúcar en la sangre** y potencialmente revertir la resistencia a la insulina.

3. **Quema de grasa y pérdida de peso**:

   - El ayuno obliga al organismo a utilizar la grasa almacenada como fuente de energía una vez agotado el glucógeno (azúcar) del hígado. Esto favorece la **pérdida de peso**, que es una de las formas más eficaces de mejorar la sensibilidad a la insulina y reducir los síntomas de la diabetes de tipo 2.

Beneficios del ayuno intermitente para regular el azúcar en sangre

Comencé el ayuno intermitente específicamente por **los beneficios respaldados por la investigación** para el control del azúcar en la sangre. Estos son algunos de los principales beneficios que experimenté, respaldados por pruebas científicas:

1. **Reducción de los niveles de azúcar en sangre**:

   - Los periodos de ayuno permiten que la glucemia disminuya a medida que el organismo utiliza la energía almacenada. Los estudios demuestran que el ayuno intermitente puede reducir **los niveles de glucemia en ayunas** hasta un 6%, lo que supone una mejora significativa para el control de la diabetes.

   - **Ejemplo**: Tras dos semanas practicando el ayuno intermitente, mi glucemia en ayunas bajó de unos **160 mg/dL** a **110 mg/dL**, una reducción significativa que demostraba que el ayuno estaba ayudando a mi cuerpo a restablecerse.

2. **Disminución de la resistencia a la insulina**:

   - Con el tiempo, mi cuerpo se volvió más sensible a la insulina, lo que significa que podía manejar la glucosa de forma más eficiente. Esto redujo mi resistencia general a la insulina y facilitó el control de la diabetes.

3. **Pérdida de peso sostenida**:

   - Uno de los principales beneficios fue **la pérdida de peso sostenida** que experimenté. Perder el exceso de peso, especialmente alrededor del abdomen, es clave para revertir la diabetes de tipo 2. Perdí casi 20 kg en el primer mes de incorporar el ayuno intermitente. Perdí casi **20 kg** en el primer mes de incorporar el ayuno intermitente, y mi pérdida de peso continuó a un ritmo saludable después.

4. **Mejora de la salud metabólica**:

   - El ayuno intermitente mejoró mi **metabolismo** al reducir la inflamación y potenciar los mecanismos de reparación celular. Esto me proporcionó más energía a lo largo del día, y me sentí menos dependiente de comidas o tentempiés constantes para mis niveles de energía.

Cómo incorporé el ayuno a mi rutina

Al principio, la idea de pasar largas horas sin comer me parecía desalentadora, pero una vez que empecé, me di cuenta de que era más sencillo de lo que pensaba. He aquí cómo incorporé gradualmente el ayuno intermitente a mi rutina:

1. **Empieza despacio**:

   - Empecé con un enfoque más flexible, ayunando durante **12 horas** por la noche (por ejemplo, de 8 de la tarde a 8 de la mañana) y comiendo durante las 12 restantes. De este modo, mi cuerpo se acostumbró al proceso sin sentir privaciones.

2. **Cambia a 16/8**:

   - Después de sentirme cómoda, pasé **al método 16/8:** ayunar durante 16 horas y comer en un intervalo de 8 horas. Normalmente, hacía la primera comida hacia el mediodía y dejaba de comer a las 8 de la tarde.

   - **Ejemplo**: Me saltaba el desayuno y rompía el ayuno con un almuerzo equilibrado, normalmente a base de **pollo** o **pescado a la plancha** acompañado de **verduras** y grasas saludables como **el aguacate**. La cena era igual de saludable, con proteínas magras y carbohidratos de bajo índice glucémico. Este programa me permitía reducir de forma natural mi ingesta de calorías sin cuenta.

3. **Ayuno y ejercicio**:

   - Me resultó especialmente eficaz programar mis **entrenamientos** al final de mi periodo de ayuno, justo antes de mi primera comida del día. Esto ayudó a maximizar la quema de grasa y mejorar mi sensibilidad a la insulina.

   - **Por ejemplo**: Por la mañana hacía una sesión de **30 minutos en la cinta de correr** y luego rompía el ayuno con una comida rica en proteínas, que me ayudaba a reponer energía y a estabilizar aún más el azúcar en sangre.

Tipos de ayuno: Ayuno de 16/8, 20/4 y días alternos

Existen varios protocolos diferentes de ayuno intermitente, cada uno con sus propios beneficios. A continuación un desglose de los tipos más comunes y cómo actúan para revertir la diabetes:

1. **Método 16/8**:

   - El **método 16/8** consiste en ayunar durante 16 horas e ingerir todas las comidas en un intervalo de 8 horas. Este es el método que más utilicé, ya que era fácil de seguir y se ajustaba a mis patrones alimentarios naturales.

   - **Lo mejor para**: Principiantes o aquellos que buscan un enfoque sostenible y a largo plazo del ayuno.

2. **Método 20/4 (Dieta del Guerrero)**:

   - En el **método 20/4**, se ayuna durante 20 horas y se realizan todas las comidas en un intervalo de 4 horas. Se trata de una forma más intensa de ayuno intermitente, pero puede acelerar la pérdida de peso y mejorar el metabolismo.

   - **Ejemplo**: Probé esto durante unas semanas, comiendo una comida grande alrededor de las 5 de la tarde y un tentempié más pequeño más tarde por la noche. Funcionó bien a corto plazo, pero fue más difícil de mantener a largo plazo.

3. **Ayuno en días alternos**:

   - Con **el ayuno de días alternos**, se alternan días de alimentación regular y días de restricción calórica (normalmente, unas 500-600 calorías).

   - **Lo mejor para**: Aquellos que pueden soportar protocolos de ayuno más extremos. Este método ofrece resultados rápidos, pero requiere un fuerte compromiso y puede no ser adecuado para todo el mundo.

Consejos para iniciar y mantener el ayuno intermitente

Empezar con el ayuno intermitente puede parecer abrumador, pero hay varias estrategias que me ayudaron a adaptarme y mantenerme constante:

1. **Acércate** con facilidad:

   o No se lance directamente a ayunos largos. Empiece con **ayunos de 12 horas** y aumente gradualmente la ventana de ayuno a medida que su cuerpo se adapte.

2. **Manténgase hidratado:**

   o **El agua**, las **infusiones** y el **café** solo me salvaron la vida durante los periodos de ayuno. Mantenerse hidratado es crucial y puede ayudar a frenar el hambre.

   o **Ejemplo:** A menudo empezaba mis mañanas con una taza de café solo para aumentar mis niveles de energía y evitar el hambre.

3. **Escucha a tu cuerpo:**

   o Es importante prestar atención a cómo se siente el cuerpo. Si te sientes mareado o demasiado fatigado, rompe el ayuno **con un pequeño tentempié** y no te exijas demasiado, sobre todo al principio.

4. **Ayunar no equivale a darse un atracón:**

   o Un error que cometí al principio fue comer en exceso durante mis períodos de alimentación. Me di cuenta de que **el control de las porciones** y las comidas equilibradas siguen siendo cruciales para el éxito del ayuno intermitente.

   o **Por ejemplo:** Me centré en comidas densas en nutrientes con mucha **fibra, proteínas y grasas saludables,** que me mantuvieron saciada y me ayudaron a evitar los atracones después de un ayuno.

5. **La coherencia es la clave:**

   o Los resultados más significativos se obtienen gracias a **la constancia.** Me di cuenta de que seguir el mismo programa día tras día me ayudaba a crear una rutina y a ver mejoras constantes en el control del azúcar en sangre.

Incorporar el ayuno intermitente a mi estilo de vida fue un **verdadero cambio** para revertir mi diabetes tipo 2. Me ayudó a recuperar el control sobre el azúcar en la sangre, perder peso y sentirme con más energía y poder. Me ayudó a recuperar el control del azúcar en sangre, a perder peso y a sentirme con más energía y poder. Con el enfoque adecuado, el ayuno puede convertirse en una poderosa herramienta para cualquiera que desee controlar o revertir su diabetes.

Capítulo 6

Un componente clave para revertir la diabetes

En mi viaje para revertir la diabetes de tipo 2, uno de los cambios más transformadores que hice fue en mi rutina de ejercicios. Siempre había sabido que la actividad física era importante, pero no me había dado cuenta de lo fundamental que es para la **sensibilidad a la insulina** y la salud metabólica en general.

El ejercicio regular no sólo me ayudó a controlar el azúcar en sangre, sino que también contribuyó significativamente a mi pérdida de peso y a mi bienestar general.

En este capítulo, voy a profundizar en por qué el ejercicio es tan crucial para la sensibilidad a la insulina, cómo encontrar la rutina de ejercicios adecuada para usted, la eficacia del entrenamiento de fuerza frente a cardio, y compartir mi plan de ejercicios de 3 meses que hizo una diferencia real. Por último, le daré consejos sobre cómo mantenerse motivado y constante con su rutina de ejercicios.

Por qué el ejercicio es fundamental para la sensibilidad a la insulina

El ejercicio desempeña un papel fundamental en la mejora de la sensibilidad a la insulina, que es esencial para controlar

Diabetes de tipo 2. Así es como funciona:

1. **Mayor captación de glucosa**:

   - Durante la actividad física, los músculos utilizan glucosa como fuente de energía, lo que ayuda a reducir los niveles de azúcar en sangre. Este proceso aumenta la cantidad de glucosa que los músculos pueden absorber sin necesidad de insulina adicional.

   - **Ejemplo**: Después de mis entrenamientos, noté que mis niveles de azúcar en sangre eran significativamente más bajos en comparación con los días en los que era sedentaria.

2. **Control del peso**:

   - El ejercicio regular ayuda a perder peso y a mantenerlo, lo cual es crucial para revertir la diabetes. Incluso una pérdida de peso modesta (5-10% del peso corporal) puede mejorar drásticamente la sensibilidad a la insulina.

   - **Por ejemplo**: Perdí alrededor de 15 libras en los primeros meses de ejercicio constante, lo que contribuyó significativamente a mi mejor control de azúcar en la sangre.

3. **Reducción de la resistencia a la insulina**:

   o   La actividad física puede ayudar a disminuir la resistencia a la insulina al promover una mejor función hormonal y mejorar las respuestas celulares a la insulina.

   o   Los estudios demuestran que tanto el entrenamiento aeróbico como el de resistencia pueden mejorar la sensibilidad a la insulina, por lo que el ejercicio es una parte esencial de cualquier plan de control de la diabetes.

Cómo encontrar la rutina de ejercicios adecuada para usted

Encontrar una rutina de ejercicios que se adapte a su estilo de vida y a sus preferencias es crucial para el éxito a largo plazo. Aquí tienes algunos pasos que te ayudarán a empezar:

1. **Evalúe su estado físico actual**:

   o   Tenga en cuenta cualquier limitación física o problema de salud. Si no ha hecho ejercicio de vez en , empieza con actividades ligeras como caminar o estiramientos suaves.

2. **Elige actividades que te gusten**:

   o   La mejor rutina de ejercicios es la que le gusta y puede seguir. Experimenta con distintas actividades -caminar, nadar, montar en bicicleta, bailar o ir a clases colectivas- para encontrar lo que más gusta.

3. **Mézclalo**:

   o   Combinar distintos tipos de ejercicio puede mantener el interés y trabajar varios grupos musculares. Considera una combinación de ejercicio aeróbico, entrenamiento de fuerza y ejercicios de flexibilidad como el yoga.

4. **Establezca objetivos realistas**:

   o   Empiece con objetivos pequeños y alcanzables. Intente **realizar** al menos **150 minutos de actividad aeróbica de intensidad moderada** a la semana, junto con dos días de entrenamiento de fuerza.

   o   **Ejemplo**: Me fijo el objetivo de caminar 30 minutos cinco días a la semana, aumentando gradualmente la duración y la intensidad con el tiempo.

Entrenamiento de fuerza frente a cardio: ¿Cuál es más eficaz?

Tanto el entrenamiento de fuerza como el ejercicio cardiovascular tienen beneficios únicos para revertir la diabetes, y la incorporación de ambos a su rutina puede producir los mejores resultados:

1. **Ejercicio cardiovascular**:

    o   Actividades como caminar, correr, nadar y montar en bicicleta mejoran la salud del corazón y queman calorías, por lo que son excelentes para controlar el peso.

    o   **Beneficios para la diabetes**: El cardio ayuda a reducir los niveles de azúcar en sangre durante y después del ejercicio, mejora la salud cardiovascular y aumenta el estado de ánimo y la energía.

2. **Entrenamiento de fuerza**:

    o   Levantar pesas o hacer ejercicios con el peso del cuerpo (como flexiones y sentadillas) aumenta la masa muscular, que es vital para aumentar la tasa metabólica en reposo y mejorar la sensibilidad a la insulina.

    o   **Beneficios para la diabetes**: Las células musculares son más eficaces a la hora de utilizar la glucosa, lo que se traduce en un mejor control del azúcar en sangre. Los estudios demuestran que el entrenamiento de fuerza puede reducir significativamente los niveles de A1C.

3. **Mi enfoque**:

    o   que lo que mejor me funcionaba era una combinación de ambos tipos de ejercicio. Hacía **cardio** la mayoría de los días e incorporaba **entrenamiento de fuerza** al menos dos veces por semana. Este enfoque equilibrado me ayudó a maximizar los beneficios de ambas modalidades.

Mi plan de ejercicios de 3 meses

He aquí un resumen del plan de ejercicios que seguí durante tres meses y que contribuyó en gran medida a revertir mi diabetes:

1. **Semanas 1-4**:

    o   **Lunes**: 30 minutos caminando a paso ligero+ 15 minutos de entrenamiento de fuerza (ejercicios de peso corporal)

    o   **Martes**: 30 minutos de bicicleta o natación

    o   **Miércoles**: Descanso o yoga/estiramientos suaves

    o   **Jueves**: 30 minutos caminando a paso ligero+ 15 minutos de entrenamiento de fuerza

    o   **Viernes** 30 minutos de baile o clase en grupo

    o   **Sábado**: 45 minutos de senderismo o actividad al aire libre

    o   **Domingo**: Descanso o actividad ligera (como caminar)

2. **Semanas 5-8**:

    o   Aumenté las sesiones de cardio a 45 minutos y añadí más peso a los ejercicios de fuerza.

    o   Empecé a hacer un seguimiento de mis entrenamientos para ver los progresos y mantener la motivación.

    o   **Por ejemplo**: Añadí **mancuernas** para ejercicios como sentadillas y estocadas, que desafiaron mis músculos y ayudaron a desarrollar fuerza.

3. **Semanas 9-12**:

    o   Incorporé **el entrenamiento por intervalos** (breves periodos de actividad de alta intensidad seguidos de descanso) a mis sesiones de cardio para aumentar el metabolismo.

    o   Añade variedad con deportes al aire libre o clases (como kickboxing) para mantener la diversión.

    o   **Por ejemplo**: Me apunté a una liga de fútbol de fin de semana, que me mantenía activo a la vez que me permitía disfrutar de un ambiente de equipo.

Mantener la constancia: Cómo motivarse para moverse

Mantener la constancia con el ejercicio puede ser un reto, especialmente en épocas de mucho trabajo o estrés. Estos son algunos consejos que me ayudaron a mantener la motivación:

1. **Sigue tu progreso**:

   o Llevar un diario de mis entrenamientos, con tiempos, distancias y cómo me sentía, me ayudó a ver los progresos con el tiempo. Esta visibilidad me mantuvo motivada y responsable.

2. **Establezca objetivos a corto plazo**:

   o Me fijé objetivos pequeños y alcanzables, como completar un cierto número de entrenamientos a la semana o aumentar la distancia que recorría andando. Celebrar estas pequeñas victorias me ayudó a mantener el compromiso.

3. **Encuentra un compañero de entrenamiento**:

   o Hacer ejercicio con un amigo o unirse a un grupo puede motivar y hacer más amenos los entrenamientos. A menudo invitaba a amigos a pasear conmigo o a clases en grupo.

4. **Cree una rutina**:

   o Programar los entrenamientos como si fueran citas me ayudó a convertirlos en una prioridad. Reservé momentos específicos de la semana para hacer ejercicio.

5. **Recompénsate**:

   o Date un capricho cuando alcances un hito, ya sea un nuevo conjunto de entrenamiento, un masaje o un capricho saludable. El refuerzo positivo me mantuvo entusiasmada con mi progreso.

Incorporar el ejercicio regular a mi rutina diaria fue un elemento fundamental en mi viaje para revertir la diabetes de tipo 2. Mejoró mi sensibilidad a la insulina, me ayudó a perder peso y elevó mi estado de ánimo. Mejoró mi sensibilidad a la insulina, me ayudó a perder peso y mejoró mi estado de ánimo. Al encontrar el equilibrio adecuado entre entrenamiento cardiovascular y de fuerza, creando un plan de ejercicio estructurado y manteniéndome motivada, transformé no sólo mi salud, sino también mi visión de la vida.

Capítulo 7

Gestión del estrés y optimización del sueño

Como contable ocupada, empresaria, esposa y madre de tres hijos, a menudo me encontraba haciendo malabarismos con numerosas responsabilidades y enfrentándome a un estrés considerable. Pronto me di cuenta de que controlar el estrés y optimizar el sueño no sólo era importante para mi bienestar general, sino que también era fundamental para controlar eficazmente mi diabetes de tipo 2. En este capítulo se analizan las conexiones entre el estrés, el sueño y la regulación de la glucemia. Este capítulo explorará las conexiones entre el estrés, el sueño y la regulación del azúcar en sangre, junto con técnicas prácticas para ayudarle a mejorar ambos.

La relación entre estrés, cortisol y azúcar en sangre

El estrés es una respuesta natural a los retos, pero el estrés crónico puede elevar los niveles de la hormona **cortisol**. He aquí cómo afecta el estrés al azúcar en sangre:

1. **Liberación de cortisol**:

    o   Cuando se experimenta estrés, el cuerpo libera cortisol para prepararse para una respuesta de "lucha o huida". Aunque esto es útil en ráfagas cortas, la elevación crónica puede provocar un aumento de los niveles de azúcar en sangre.

    o   **Ejemplo**: Durante la ajetreada temporada de impuestos, noté que mis niveles de azúcar en sangre se disparaban a pesar de mantener mis rutinas de dieta y ejercicio. Esto era consecuencia directa del estrés que .

2. **Aumento de la resistencia a la insulina**:

    o   La exposición prolongada al cortisol puede provocar resistencia a la insulina, lo que dificulta la gestión eficaz de los niveles de azúcar en sangre.

3. **Antojos y alimentación emocional**:

   - El estrés puede desencadenar antojos de alimentos ricos en azúcar o en grasas, lo que lleva a tomar decisiones alimentarias equivocadas que pueden exacerbar los síntomas de la diabetes.

Solución: Reconocer cómo afecta el estrés a mi salud me permitió dar prioridad a las técnicas de control del estrés como parte de mi plan para revertir la diabetes.

Técnicas para reducir el estrés: Meditación, yoga y respiración profunda

La incorporación de técnicas para reducir el estrés a mi rutina diaria marcó una diferencia significativa en la gestión de mis niveles de estrés y, a su vez, de mi azúcar en sangre. He aquí algunos métodos eficaces:

1. **Meditación**:

   - Practicar la meditación de atención plena me ayudó a cultivar una sensación de calma y concentración. Incluso **10 minutos al** día sentándome en silencio y concentrándome en la respiración marcaron una diferencia notable.

   - **Por ejemplo**: Cada mañana reservo un rato para meditar. Utilizo una aplicación de meditación que me guía a través de ejercicios de respiración, lo que me permite empezar el día con los pies en la tierra.

2. **Yoga**:

   - El yoga combina el movimiento físico con el control de la respiración y la atención plena, lo que lo convierte en una excelente herramienta para reducir el estrés. Las técnicas de estiramiento y relajación del yoga ayudan a liberar tensiones y favorecen el bienestar.

   - **Ejemplo**: Empecé a asistir a una clase semanal de yoga. Después de cada , sentía una profunda sensación de relajación, y también mejoraba mi flexibilidad y mi fuerza.

3. **Ejercicios de respiración** profunda:

   - Las técnicas de respiración profunda pueden practicarse en cualquier lugar y en cualquier momento. Aprendí a respirar lenta y profundamente para calmar la mente y el cuerpo en momentos especialmente estresantes.

   - **Solución**: Cuando me sentía abrumada, me tomaba unos minutos para inhalar profundamente por la nariz contando hasta cuatro, aguantaba cuatro y exhalaba por la boca contando hasta seis. Esta sencilla práctica me ayudó a reducir mis niveles inmediatos de estrés.

El papel del sueño en el control de la glucemia

El sueño es otro factor crítico en el control de los niveles de azúcar en sangre. Una mala calidad del sueño puede provocar desequilibrios en las hormonas que regulan el hambre y el metabolismo, lo que complica aún más el control de la diabetes.

1. **Regulación hormonal**:

   o La falta de sueño puede aumentar los niveles de **grelina** (la hormona del hambre) y disminuir los de **leptina** (la hormona de la saciedad), lo que conduce a un aumento del apetito y de los antojos de alimentos poco saludables.

   o **Ejemplo**: Durante las semanas más estresantes, a menudo dormía mal, lo que me provocaba antojos de tentempiés azucarados al día siguiente.

2. **Impacto en la sensibilidad a la insulina**:

   o La falta crónica de sueño puede provocar una disminución de la sensibilidad a la insulina, lo que dificulta al organismo la gestión eficaz de los niveles de glucosa.

3. **Resiliencia** emocional:

   o Un sueño de calidad mejora el estado de ánimo y la resistencia al estrés, lo que permite tomar mejores decisiones y controlar mejor la alimentación.

¿Cómo mejorar la calidad del sueño de forma natural?

Mejorar la calidad del sueño fue crucial para controlar mi diabetes. Estas son las estrategias que funcionaron:

1. **Establezca una rutina de relajación:**

   - Crear una rutina tranquilizadora antes de dormir ayudó a indicar a mi cuerpo que era hora de descansar. Esto incluía atenuar las luces, leer un libro o practicar técnicas de relajación.

   - **Ejemplo:** Empecé a apagar todas las pantallas una hora antes de acostarme y, en su lugar, disfruté de un baño caliente o leí un capítulo de un libro favorito.

2. **Optimizar el entorno de sueño:**

   - Era esencial convertir mi dormitorio en un lugar apto para dormir. Puse cortinas opacas, un colchón cómodo y mantuve la habitación fresca y silenciosa.

   - **Solución:** También eliminé las distracciones, como los aparatos electrónicos, del dormitorio para crear un ambiente más tranquilo.

3. **Limite los estimulantes:**

   - Reducir el consumo de cafeína por la tarde y por la noche me ayudó a dormir mejor. Me pasé a las infusiones y evité las comidas copiosas cerca de la hora de acostarme.

   - **Por ejemplo:** Me di cuenta de que dejar de tomar cafeína a las 2 de la tarde me facilitaba conciliar el sueño por la noche.

Crear una rutina de sueño que funcione

Establecer una rutina de sueño constante fue clave para mejorar mi calidad de sueño en general. He aquí cómo elaboré una rutina que se adaptara a mi estilo de vida:

1. **Establezca un horario de sueño coherente**:

   - Acostarme y levantarme a la misma hora todos los días me ayudaba a regular mis reloj interno del cuerpo.

   - **Por ejemplo**: Me propuse acostarme a las 10 de la noche y levantarme a las 6 de la mañana, incluso los fines de semana, para mantener la constancia.

2. **Seguimiento de los patrones de sueño**:

   - Utilicé una aplicación de seguimiento del sueño para controlar mis patrones de sueño e identificar áreas de mejora. Esto me ayudó a entender cómo factores como el estrés y el ejercicio afectaban a la calidad de mi sueño.

   - **Solución**: Al analizar mis datos de sueño, me di cuenta de que las sesiones de yoga nocturnas mejoraban significativamente la calidad de mi sueño.

3. **Dar prioridad al sueño**:

   - Empecé a tratar el sueño como una prioridad y no como un lujo. Aprendí a decir no al trabajo nocturno o a las obligaciones sociales cuando sabía que necesitaba descansar.

   - **Ejemplo**: Comuniqué a mi familia mi necesidad de un horario de sueño regular, lo que les ayudó a apoyar mis esfuerzos por dar prioridad al sueño.

Incorporar técnicas eficaces de gestión del estrés y optimizar mi sueño fueron componentes esenciales de mi viaje para revertir la diabetes de tipo 2. Al comprender las conexiones entre el estrés, el sueño y el control de la glucemia, me capacité para realizar cambios duraderos que repercutieron positivamente en mi salud. Gracias a la meditación, el yoga, la respiración profunda y una rutina de sueño constante, pude mejorar mi bienestar general y controlar eficazmente mi diabetes.

Capítulo 8

Suplementos y remedios naturales

En mi viaje para revertir la diabetes de tipo 2 de forma natural, adopté un estilo de vida centrado en los alimentos integrales y la actividad física. Junto con mi nuevo amor por las verduras, especialmente las de hoja verde como el brócoli, los guisantes y las espinacas, empecé a explorar el papel de los suplementos y los remedios naturales. Estaba decidida a evitar los medicamentos y a centrarme en los cambios en la dieta y el estilo de vida que pudieran ayudar a mi salud.

En este capítulo se detalla cómo determinados suplementos y remedios herbales pueden ayudar a controlar los niveles de azúcar en sangre, junto con prácticas seguras para incorporarlos a su rutina.

El papel de los suplementos en la reversión de la diabetes

Los suplementos pueden desempeñar un papel importante en el control y la posible reversión de la diabetes de tipo 2 al complementar una dieta y un estilo de vida saludables. He aquí cómo pueden ayudar:

1. **Colmar las lagunas nutricionales:**

   o A pesar de mi énfasis en una dieta rica en verduras, me di cuenta de que aún me faltaban algunos nutrientes. Los suplementos pueden ayudar a cubrir estas carencias, garantizando que mi cuerpo reciba todo lo que necesita para funcionar de forma óptima.

2. **Apoyo a la salud metabólica:**

   o Los suplementos específicos pueden mejorar la sensibilidad a la insulina y mejorar el metabolismo de la glucosa, facilitando el mantenimiento de niveles estables de azúcar en sangre.

3. **Sinergia con los cambios en el estilo de vida:**

   o Cuando se combinan con una dieta nutritiva y ejercicio regular, los suplementos pueden amplificar los efectos positivos de estos cambios en el estilo de vida, lo que conduce a mejores resultados de salud en general.

Suplementos clave: Magnesio, Cromo, Vitamina D y Omega-3

A lo largo de mi investigación, identifiqué varios suplementos clave especialmente beneficiosos para controlar la diabetes:

1. **Magnesio**:

   - El magnesio es vital para numerosas reacciones bioquímicas, incluidas las que intervienen en la acción de la insulina. Los estudios han demostrado que una mayor ingesta de magnesio se asocia a una mayor sensibilidad a la insulina.

   - **Ejemplo**: Después de enterarme de que muchas personas con diabetes tienen carencias de magnesio, empecé a incorporar a mis comidas alimentos ricos en magnesio, como espinacas, almendras y alubias negras. Además, añadí **un suplemento de magnesio** (empezando con **200 mg** diarios) para asegurarme de que cubría mis necesidades.

   - **Solución**: Controlar regularmente mis niveles de azúcar en sangre me ayudó a comprender cómo influían la dieta y los suplementos de magnesio en el control de mi glucosa.

2. **Cromo**:

   - Se sabe que el cromo aumenta la sensibilidad a la insulina y puede ayudar a regular los niveles de azúcar en sangre. La investigación sugiere que la suplementación con cromo puede ayudar a mejorar los niveles de azúcar en sangre en ayunas y A1C.

   - **Ejemplo**: Decidí añadir **picolinato de cromo** a mi régimen, tomando unos **200 mcg** diarios. También me esforcé por consumir alimentos ricos en cromo, como brócoli y cereales integrales.

   - **Solución**: Al hacer un seguimiento de mis comidas y de las lecturas de azúcar en sangre, pude ver cambios positivos con el tiempo, sobre todo en mis niveles de glucosa en ayunas.

3. **Vitamina D**:

   - Cada vez hay más pruebas que relacionan los niveles bajos de vitamina D con la resistencia a la insulina. Garantizar una ingesta adecuada de vitamina D es crucial para mantener unos niveles saludables de azúcar en sangre.

- o **Ejemplo**: Me hice un análisis de los niveles de vitamina D y descubrí que era deficiente. Empecé a tomar un suplemento diario de vitamina D3 **de 2000 UI** y me esforcé por exponerme más a la luz solar.

- o **Solución**: También incluí en mi dieta alimentos ricos en vitamina D, como pescados grasos y productos lácteos enriquecidos, lo que ayudó a elevar mis niveles a lo largo de los .

4. **Ácidos grasos omega-3**:

- o Los omega-3 son conocidos por sus propiedades antiinflamatorias y pueden mejorar la sensibilidad a la insulina. También son esenciales para la salud del corazón, lo que es especialmente importante para los diabéticos.

- o **Por ejemplo**: Empecé a tomar **un suplemento de omega-3** (con un objetivo de **1000** mg de EPA y DHA al día) y aumenté mi consumo de pescados grasos como el salmón y la caballa.

- o **Solución**: Controlé mis niveles de lípidos y noté mejoras en mis índices de colesterol y en el control del azúcar en sangre.

Remedios a base de plantas para controlar el azúcar en sangre

Además de los suplementos, descubrí varios remedios herbales que pueden ayudar a regular los niveles de azúcar en sangre:

1. **Canela**:

   - La canela ha sido ampliamente estudiada por su potencial para reducir la glucemia en ayunas y mejorar la sensibilidad a la insulina.

   - **Por ejemplo**: Empecé a añadir canela molida a mis batidos, a mis copos de avena e incluso a algunos platos salados. El sabor dulce complementaba mis comidas y aportaba beneficios para la salud.

   - **Solución**: También experimenté con el **té de canela** remojando una ramita en agua caliente para obtener una bebida calmante por la noche.

2. **Melón amargo**:

   - El melón amargo contiene compuestos que imitan a la insulina, reduciendo potencialmente los niveles de azúcar en sangre.

   - **Ejemplo**: Busqué zumo de melón amargo y lo añadí a mi rutina matutina. Aunque el sabor era intenso, mezclarlo con un poco de zumo de lima lo hacía más agradable al paladar.

   - **Solución**: Consideré las cápsulas de melón amargo como una opción más cómoda, empezando con **500 mg** diarios para evaluar su impacto.

3. **Alholva**:

   - Las semillas de alholva tienen un alto contenido en fibra soluble, que puede ayudar a reducir el azúcar en sangre y mejorar la sensibilidad a la insulina.

   - **Por ejemplo**: Incluí el fenogreco en mi cocina, añadiendo las semillas al curry y a los guisos. También empecé a tomar suplementos de fenogreco (unos **500-1000 mg** diarios).

o   **Solución**: Haciendo un seguimiento de mis niveles de azúcar en sangre, pude comprobar los efectos positivos del fenogreco en mi control de la glucosa.

Cómo incorporar suplementos a su dieta de forma segura

Al integrar los suplementos y las hierbas medicinales en mi plan de control de la diabetes, seguí varias pautas importantes para garantizar la seguridad y la eficacia:

1. **Consulte con los profesionales sanitarios**:

   o   Antes de empezar a tomar suplementos, consulté a mi médico para hablar de mis necesidades de salud individuales y de las posibles interacciones con mi dieta y estilo de vida actuales.

2. **Introduzca un suplemento cada vez**:

   o   Decidí introducir un suplemento cada vez, para que mi cuerpo se adaptara y poder controlar cualquier cambio en mi salud o en mis niveles de azúcar en sangre.

3. **Seleccione suplementos de alta calidad**:

   o   Investigué cuidadosamente las marcas y opté por aquellas cuya pureza y potencia habían sido probadas por terceros. Esto me dio la seguridad de que estaba tomando productos de alta calidad.

4. **Lleva un diario**:

   o   Llevaba un diario de salud para controlar mi consumo de suplementos, las comidas, la actividad física y los niveles de azúcar en sangre. Esto me ayudó a identificar patrones y evaluar la eficacia de mis suplementos.

5. **Combínalo con una dieta sana**:

   o   Me aseguré de que los suplementos complementaran mi dieta nutritiva, centrada en gran medida en alimentos integrales, sobre todo verduras. Mis comidas eran coloridas y ricas en nutrientes para maximizar sus beneficios.

6. **Ajústelo según sea necesario**:

    o   Reevalué periódicamente mi régimen de suplementos en consulta con mi proveedor de atención sanitaria, realizando ajustes en función de mis progresos y de cualquier nueva información sanitaria que adquiriera.

Al centrarme en los suplementos y los remedios naturales, junto con una dieta rica en verduras y un estilo de vida activo, pude dar pasos significativos hacia la reversión de mi diabetes de tipo 2. La combinación de magnesio, cromo, vitamina D y omega-3, junto con hierbas medicinales como la canela y el fenogreco, se convirtieron en parte integral de mi enfoque. Esta estrategia holística no sólo me ayudó a estabilizar el nivel de azúcar en sangre, sino que también fomentó un mayor aprecio por nutrir mi cuerpo de forma natural.

Capítulo 9

Control y seguimiento de los progresos

El seguimiento de mi viaje para revertir la diabetes de tipo 2 fue esencial para entender lo que funcionaba para mi cuerpo. Controlar los niveles de azúcar en sangre, las medidas de salud física y el progreso general me ayudó a mantenerme responsable y a realizar ajustes informados en mis cambios de estilo de vida. En este capítulo se describen las herramientas y estrategias que utilicé para hacer un seguimiento eficaz de mi progreso y cómo analizar mis resultados para mejorar continuamente.

Herramientas necesarias para controlar el azúcar en sangre y las métricas de salud

Para supervisar eficazmente mis progresos, utilicé varias herramientas que me proporcionaron información sobre mi salud:

1. **Monitor de glucosa** en sangre:

   - Mi principal herramienta para controlar los niveles de azúcar en sangre era un glucómetro fiable. Elegí uno que me permitiera realizar las pruebas con facilidad, sin molestias y con una interfaz fácil de usar.

   - **Ejemplo**: Analicé mis niveles de azúcar en sangre en diferentes momentos -antes de las comidas, dos horas después de las comidas y antes de acostarme- para comprender mejor cómo afectaban los alimentos y las actividades a mi glucosa.

2. **Aplicaciones móviles**:

   - Utilicé aplicaciones de seguimiento de la salud que me permitían registrar mi ingesta de alimentos, mi actividad física y mis niveles de azúcar en sangre. Estas aplicaciones me permitieron analizar patrones a lo largo del tiempo.

   - **Solución**: Aplicaciones como MySugr y Glucose Buddy me ayudaron a visualizar mis datos, establecer recordatorios para las pruebas y tomar notas sobre mi estado de ánimo y mis niveles de energía.

3. **Fitness Tracker**:

   - Una pulsera de fitness me ayudó a controlar mis niveles de actividad diaria, mi frecuencia cardiaca y mis patrones de sueño. Controlar estos parámetros fue crucial para entender cómo el ejercicio afectaba a mi salud general y al control de la glucemia.

   - **Por ejemplo**: Me propuse **dar** al menos **10.000 pasos** al día y realicé un seguimiento de mis entrenamientos para asegurarme de que mantenía un estilo de vida activo.

4. **Revista de Salud**:

   - Llevaba un diario físico para documentar mis experiencias, incluidas las comidas diarias, la actividad física y cómo me sentía en general. Escribir mis pensamientos me ayudó a mantener la motivación y me proporcionó un registro sobre el que reflexionar.

   - **Solución**: Cada semana, revisaba mis entradas para identificar tendencias, como qué alimentos provocaban picos más altos de azúcar en sangre o cómo afectaba el estrés a mis niveles.

Cómo analizar los patrones de azúcar en sangre

Analizar los patrones de azúcar en sangre fue crucial para comprender cómo afectaban a mi salud los cambios en mi estilo de vida:

1. **Identificación de tendencias:**

   - Revisaba regularmente mis lecturas de azúcar en sangre, buscando tendencias o patrones que pudieran indicar cómo afectaban ciertos alimentos o actividades a mis niveles.

   - **Ejemplo:** Después de registrar constantemente mis lecturas, me di cuenta de que mi nivel de azúcar en sangre se disparaba significativamente después de las comidas que incluían alimentos de alto índice glucémico, como el arroz blanco o los aperitivos azucarados.

2. **Uso de medias:**

   - Calculé mis niveles medios de azúcar en sangre a lo largo de una semana para tener una idea más clara de mi control general. Esto me ayudó a ver si estaba constantemente dentro de mi rango objetivo.

   - **Solución:** Mi objetivo era conseguir un nivel de azúcar en sangre en ayunas inferior a **100 mg/dL** y después de las comidas inferior a **140 mg/dL**. Si mis medias eran más altas, indicaba la necesidad de un ajuste.

3. **Correlación con factores del estilo de vida:**

   - Examiné cómo mi actividad física, la calidad del sueño y los niveles de estrés se correlacionaban con mis lecturas de azúcar en sangre.

   - **Ejemplo:** Descubrí que los días en los que hacía ejercicio más intenso solían ir seguidos de niveles más bajos de azúcar en sangre, lo que reforzaba mi compromiso de entrenar con regularidad.

4. **Consulta a profesionales sanitarios:**

   - Compartí mis datos con mi proveedor de atención sanitaria durante las revisiones periódicas, lo que nos permitió hablar de mis pautas y tomar decisiones informadas sobre los ajustes.

- o **Solución**: Mi médico me ayudó a interpretar mis datos y me sugirió cambios específicos basados en mis lecturas, como ajustar mi dieta o mi rutina de ejercicios.

71

Celebrar las pequeñas victorias: La importancia del progreso, no de la perfección

A lo largo de mi viaje, aprendí la importancia de celebrar las pequeñas victorias. Reconocer los progresos, por pequeños que fueran, me ayudó a mantener la motivación y el positivismo:

1. **Establecer hitos**:

   o   Me fijo objetivos alcanzables, como reducir mi media de azúcar en sangre en un porcentaje determinado o mantener mi rutina de ejercicios durante un mes.

   o   **Ejemplo**: Cuando conseguí mantener un nivel estable de azúcar en sangre durante dos semanas consecutivas, me regalé una salida especial con mi familia como recompensa.

2. **Reconocer las victorias sin escala**:

   o   Celebré logros que iban más allá de las cifras. Entre ellos, la mejora de los niveles de energía, de la calidad del sueño y de la confianza en mi cuerpo.

   o   **Solución**: A menudo reflexionaba sobre cómo me quedaba mejor la ropa o cuánto más activa me sentía, que eran indicadores significativos de mi progreso.

3. **Compartir logros**:

   o   Compartí mis éxitos con familiares y amigos, que me dieron apoyo y ánimo. Este sentimiento de comunidad reforzó mi decisión de seguir tomando decisiones saludables.

   o   **Por ejemplo**: Me uní a una comunidad en línea de personas que trabajan para revertir la diabetes, donde celebramos las victorias de los demás y nos motivamos.

Ajustar el plan en función de los resultados

El seguimiento continuo me permitió adaptar mi plan en función de mis progresos y resultados:

1. **Reevaluar las opciones dietéticas**:

   - Si notaba picos constantes de azúcar en sangre después de determinadas comidas, ajustaba mi dieta reduciendo o eliminando esos alimentos.

   - **Ejemplo**: Después de identificar que mi adorada pizza provocaba lecturas más altas, exploré alternativas más sanas, como la corteza de coliflor u opciones integrales.

2. **Adaptación de las rutinas de ejercicio**:

   - Experimenté con distintos tipos de ejercicio para ver qué funcionaba mejor para mi cuerpo. Si una rutina concreta no producía los resultados deseados, probaba a combinar más entrenamiento de fuerza o actividades cardiovasculares diferentes.

   - **Solución**: Creé un programa rotativo que incluía caminatas, yoga y entrenamiento de fuerza para mantener las cosas frescas y efectivas.

3. **Incorporar la retroalimentación**:

   - Me mantuve abierta a los comentarios de mi proveedor de atención sanitaria y ajusté mi plan en consecuencia. Esta colaboración me garantizó que iba por el buen camino e introduje cambios basados en el asesoramiento profesional.

   - **Ejemplo**: Tras comentar mis datos con mi médico, añadí una pequeña dosis diaria de un suplemento específico que me recomendaron para favorecer mi salud general.

4. **Ser flexible**:

   - Aprendí a ser flexible con mi plan y a entender que contratiempos. En lugar de verlos como fracasos, los traté como oportunidades para aprender y crecer.

- o **Solución**: Cuando experimenté una lectura particularmente alta, reflexioné sobre lo que podría haber contribuido, lo que me permitió ajustar mi enfoque de cara al futuro.

La supervisión y el seguimiento de mis progresos fueron componentes vitales de mi viaje para revertir la diabetes de tipo 2. Utilizando las herramientas adecuadas, analizando mis patrones de azúcar en sangre, celebrando las pequeñas victorias y ajustando mi plan cuando era necesario, creé un camino sostenible hacia una mejor salud. Este enfoque proactivo no sólo me dio fuerzas, sino que reforzó mi compromiso con un estilo de vida más sano, demostrando que se puede progresar con determinación y atención.

Capítulo 10

Superar retos y contratiempos

Emprender mi viaje para revertir la diabetes de tipo 2 estuvo lleno de triunfos y desafíos. Tuve la suerte de contar con el apoyo de mi marido, que desempeñó un papel fundamental la hora de facilitarme este viaje. Juntos nos enfrentamos a la complejidad de los cambios en el estilo de vida, superamos obstáculos y celebramos victorias. En este capítulo, compartiré estrategias para superar retos comunes, como los antojos, las mesetas, las presiones sociales y la importancia de encontrar apoyo y responsabilidad.

Manejar los antojos y la alimentación emocional

Los antojos y la alimentación emocional fueron obstáculos importantes a los que me enfrenté en el camino. He aquí cómo

gestionado estos retos:

1. **Comprender los desencadenantes**:

    o Me tomé tiempo para identificar los desencadenantes de mis antojos. El estrés, el aburrimiento o incluso el hecho de ver ciertos alimentos podían provocar el deseo de darse un capricho.

    o **Ejemplo**: Me di cuenta de que tenía antojo de dulces durante los días especialmente estresantes en el trabajo. Reconocer este patrón me permitió desarrollar mecanismos de afrontamiento más saludables.

2. **Sustitutos saludables**:

    o En lugar de ceder a los antojos, encontré alternativas más sanas que satisfacían mis deseos sin disparar mi nivel de azúcar en sangre.

    o **Solución**: Cuando me apetecía algo dulce, recurría a las frutas frescas, como las bayas, o a un trozo de chocolate negro (con un mínimo de azúcar). Esto no solo satisfacía mi antojo de dulce, sino que también me aportaba nutrientes.

3. **Técnicas de atención plena**:

    o Practicar la atención plena me ayudó a ser más consciente de mis hábitos alimentarios y de los desencadenantes emocionales. Incorporé la respiración profunda y la meditación a mi rutina.

- ○ **Por ejemplo**: Cuando sentía que me entraba un antojo, hacía una pausa, respiraba hondo unas cuantas veces y me preguntaba si tenía hambre de verdad o sólo estaba reaccionando a una emoción.

4. **Entorno propicio**:

   - ○ Mi marido desempeñó un papel crucial en este proceso. Me ayudó no trayendo alimentos tentadores a casa y me animó cuando antojos.

   - ○ **Solución**: Juntos exploramos nuevas recetas saludables y convertimos la planificación de las comidas en una actividad divertida, lo que facilitó evitar los tentempiés poco saludables.

Qué hacer cuando se llega a un punto muerto

Llegar a un estancamiento puede ser desalentador, pero aprendí a superar estos periodos con eficacia:

1. **Reevaluar los objetivos**:

   - Me tomé el tiempo necesario para reevaluar mis objetivos y mi progreso general. Esto me ayudó a

     recordar lo lejos que había llegado, aunque no viera resultados inmediatos.

   - **Ejemplo**: Eché la vista atrás y comparé mis niveles iniciales de azúcar en sangre con los actuales, lo que me proporcionó una nueva perspectiva de mis logros.

2. **Mezcla la rutina**:

   - Cuando me topaba con un estancamiento en la pérdida de peso o en el control del azúcar en sangre, modificaba mi régimen de ejercicio para desafiar a mi cuerpo de nuevas formas.

   - **Solución**: Probé nuevas actividades como el senderismo o las clases de baile, que me mantenían ocupada y con energía.

3. **Centrarse en las victorias sin escala**:

   - Celebré los logros que no se centraban únicamente en la báscula, como la mejora de los niveles de energía o la ropa que no me ponía desde hacía años.

   - **Ejemplo**: Observé que mi resistencia durante los entrenamientos había mejorado, lo cual era un indicador significativo de mi progreso.

4. **Consulte con profesionales**:

   - Durante las mesetas, consulté a mi profesional sanitario para asegurarme de que no había problemas subyacentes y que me aconsejaran sobre los ajustes que podría hacer.

   - **Solución**: Mi médico me sugirió que ajustara mi plan de comidas y aumentara la ingesta de proteínas, lo que me ayudó a romper la meseta.

Mantener la motivación cuando el progreso se ralentiza

Mantener la motivación durante los progresos más lentos fue crucial para mi viaje:

1. **Establezca objetivos a corto plazo**:

   - Me fijé objetivos alcanzables a corto plazo que me proporcionaban una sensación de logro y me ayudaban a mantener alta mi motivación.

   - **Ejemplo**: Me propuse hacer ejercicio de forma constante tres veces por semana durante un mes. Cada semana que conseguía, celebraba mi éxito.

2. **Recordatorios visuales**:

   - Creé un tablón de ideas con citas inspiradoras, fotos de comidas sanas y recordatorios de mis objetivos. Esto me servía de motivación diaria.

   - **Solución**: Cuando sentía que mi motivación decaía, miraba mi pizarra... y volver a centrarme en mi "por qué".

3. **Participar en nuevas actividades**:

   - Probar nuevas recetas saludables o rutinas de entrenamiento me ayudó a reavivar la ilusión por mi viaje.

   - **Ejemplo**: Descubrí mi pasión por la cocina, lo que me llevó a experimentar con diversas cocinas, haciendo las comidas más agradables y nutritivas.

4. **Encuentra un compañero que te rinda cuentas**:

   - Descubrí que compartir mis objetivos con mi marido y animarle a unirse a mí en actividades saludables me mantenía motivada.

   - **Solución**: Fijamos reuniones semanales para hablar de nuestros progresos, lo que supuso un estímulo mutuo.

Hacer frente a la presión social

Las situaciones sociales a menudo me planteaban dificultades, pero aprendí a sortearlas con eficacia:

1. **Planificar con antelación**:

   - Cuando asistía a eventos sociales, planificaba mis comidas y tentempiés con antelación para evitar tentaciones.

   - **Ejemplo**: Antes de una , comería un tentempié pequeño y sano no llegar con hambre y comer en exceso.

2. **Comunicación con amigos y familiares**:

   - Comuniqué mis objetivos de salud a amigos y familiares, haciéndoles partícipes de mis preferencias dietéticas.

   - **Solución**: Esto me llevó a entornos de apoyo en los que los demás eran más conscientes de la comida que ofrecían, y me sentí cómoda haciendo elecciones alineadas con mis objetivos.

3. **Tomar decisiones saludables**:

   - En los eventos sociales, me centré en elegir opciones más sanas, como ensaladas o proteínas a la parrilla, mientras disfrutaba de porciones más pequeñas de golosinas.

   - **Por ejemplo**: Si se sirve postre, compartiría una ración con mi marido, lo que me permitiría disfrutar de un bocado sin excederme.

4. **Encontrar amigos que te apoyen**:

   - Me rodeé de amigos que apoyaban mi viaje, y a menudo compartíamos recetas y consejos saludables, creando un ambiente positivo.

   - **Solución**: Unirme a un grupo local de salud o fitness amplió mi red de apoyo y reforzó mi compromiso con un estilo de vida saludable.

Encontrar apoyo y responsabilidad

Contar con un sistema de apoyo fue crucial para superar los retos:

1. **Confiar en mi marido**:

   - Mi marido fue mi mayor animador. Participaba en la preparación de las comidas, me acompañaba a los entrenamientos y me daba apoyo emocional en los días difíciles.

   - **Por ejemplo**: Los días en que me sentía desanimada, me recordaba mis progresos y me animaba a seguir adelante.

2. **Comunidades en línea**:

   - Me uní a foros en línea y a grupos de redes sociales dedicados a revertir la , donde encontré ánimos, compartí experiencias e intercambié consejos.

   - **Solución**: Relacionarme con otras personas que comprendían mi viaje me proporcionó motivación y responsabilidad adicionales.

3. **Revisiones periódicas con los profesionales sanitarios**:

   - Las citas periódicas con mi médico y nutricionista me ayudaron a mantener el rumbo y me proporcionaron orientación profesional adaptada a mis progresos.

   - **Ejemplo**: Durante estas visitas, compartí mi diario y mis datos de glucemia, lo que me permitió recibir comentarios constructivos.

4. **Crear una rutina**:

   - Establecer una rutina que incluía ejercicio regular, planificación de las comidas y sesiones de autorreflexión me mantuvo responsable de mis objetivos.

   - **Solución**: Mi marido y yo fijamos una "noche de salud" semanal en la que revisamos nuestros progresos y planificamos las comidas de la semana siguiente.

Los retos de revertir la diabetes de tipo 2 no estuvieron exentos de obstáculos, pero con un compañero a mi lado y estrategias eficaces, aprendí a superar los contratiempos. Abordando los antojos, controlando los estancamientos, manteniendo la motivación, haciendo frente a las presiones sociales y encontrando apoyo, seguí avanzando de forma significativa en mi viaje.

Cada reto se convirtió en una oportunidad para crecer, reforzando mi compromiso con una vida más sana y vibrante.

Capítulo 11 Mantener

una vida sin diabetes

Revertir la diabetes de tipo 2 fue un viaje increíble, pero mantener ese éxito es igualmente vital. Este capítulo se centra en las estrategias que puse en práctica para mantener mis hábitos saludables, prevenir las recaídas, crear una red de apoyo, establecer un estilo de vida equilibrado y fijarme objetivos de salud a largo plazo. Con la mentalidad y las prácticas , me embarqué en un futuro lleno de salud y vitalidad.

Mantener hábitos saludables de por vida

Establecer y mantener hábitos saludables requiere dedicación y constancia. He aquí cómo Me aseguré de que estos hábitos se convirtieran en una parte permanente de mi vida:

1. **Rutina y coherencia**:

   - Desarrollé una rutina diaria que incorporaba mis hábitos saludables, convirtiéndolos en algo natural.

   - **Ejemplo**: Mis mañanas empezaban con un desayuno nutritivo, seguido de una sesión de ejercicio. Esta estructura predecible me mantiene centrada y motivada.

2. **Planificación y preparación de comidas**:

   - Seguí planificando mis comidas semanalmente, lo que me ayudó a evitar elecciones impulsivas y a centrarme en opciones nutritivas.

   - **Solución**: Todos los domingos preparaba las comidas de la semana, las dividía en raciones y me aseguraba de tener a tentempiés saludables.

3. **Actividad física regular**:

   - Mantenerme activa fue clave para seguir progresando. Me propuse hacer al menos **150 minutos de ejercicio moderado** a la semana.

- o **Por ejemplo**: Mezclé actividades como caminar, montar en bicicleta y hacer yoga para mantener mi rutina agradable y variada.

4. **Prácticas de alimentación consciente**:

   - o Practiqué la alimentación consciente saboreando cada bocado, lo que me ayudó a disfrutar de la comida y a reconocer cuándo estaba llena.

   - o **Solución**: Desconecté las distracciones durante las comidas, centrándome únicamente en mi comida y en la experiencia de comer.

Prevención de recaídas: Mantenerse alerta

Evitar las recaídas es esencial para mantener una vida sin diabetes. He aquí cómo me mantuve alerta:

1. **Supervisión periódica**:

   - Seguí controlando periódicamente mis niveles de azúcar en sangre, asegurándome de que se mantenían dentro de unos márgenes saludables.

   - **Por ejemplo**: Al medirme el azúcar en sangre cada pocas semanas, pude detectar cualquier tendencia antes de que se convirtiera en un problema.

2. **Escuchar a mi cuerpo**:

   - Aprendí a escuchar las señales de mi cuerpo. Si sentía un cansancio o unos antojos inusuales, me

     evaluaría mis elecciones recientes y haría los ajustes necesarios.

   - **Solución**: Llevar un diario de mi ingesta de alimentos y mis emociones me ayudó a identificar patrones y a ser proactiva con mi salud.

3. **Educación y sensibilización**:

   - Me comprometí a seguir formándome sobre diabetes y nutrición, lo que me mantuvo informada sobre las últimas investigaciones y estrategias.

   - **Ejemplo**: Me suscribí a boletines de salud y participé en talleres para aprender nuevas formas de mantener mi salud.

4. **Reconocer las señales de alarma**:

   - Me informé sobre las señales de advertencia de las fluctuaciones de azúcar en sangre, como el aumento de la sed o la fatiga, lo que me ayudó a actuar con rapidez.

   - **Solución**: Llevar una lista de los síntomas que justificaban nuevas medidas me ayudó a mantenerme alerta e informada.

Crear un sistema de apoyo

Contar con una sólida red de apoyo es crucial para el éxito a largo plazo. He aquí cómo construí la mía:

1. **Involucrar a familiares y amigos**:

   - Comuniqué mis objetivos a familiares y amigos, animándoles a apoyar mi viaje.

   - **Ejemplo**: Mi marido se unió a mí para cocinar sano y hacer ejercicio, convirtiéndolo en una experiencia compartida que reforzó nuestro vínculo.

2. **Unirse a grupos de apoyo**:

   - Busqué grupos de apoyo a la diabetes locales o en Internet, donde los miembros compartían experiencias, retos y consejos.

   - **Solución**: Estos grupos proporcionaban motivación y un sentimiento de comunidad, recordándome que no estaba sola en mi viaje.

3. **Encontrar un entrenador o mentor de salud**:

   - Trabajar con un entrenador de salud me proporcionó orientación personalizada y responsabilidad.

   - **Ejemplo**: Mi coach me ayudó a fijar objetivos realistas y me ofreció estrategias a medida para superar los retos.

4. **Crear una red social**:

   - Cultivé amistades con personas de ideas afines centradas en la salud y el bienestar, fomentando un entorno positivo.

   - **Solución**: Reunirme regularmente con amigos para hacer actividades saludables, como senderismo o clases de cocina, mantuvo alta mi motivación.

Crear un estilo de vida equilibrado y agradable

Mantener una vida sin diabetes implica equilibrio. He aquí cómo he creado un estilo de vida agradable:

1. **Incorporar los caprichos de forma consciente**:

   - Me permití algún capricho de vez en cuando, asegurándome de que era elección consciente y no impulsiva.

   - **Ejemplo**: Hice hueco para el postre en ocasiones especiales, saboreando cada bocado sin culpa.

2. **Explorar nuevas actividades**:

   - Continuamente buscaba nuevas aficiones y actividades que estuvieran en consonancia con mi estilo de vida saludable.

   - **Solución**: Desde clases de baile hasta jardinería, probar cosas nuevas mantuvo mi vida dinámica y atractiva.

3. **Priorizar el autocuidado**:

   - Comprendí la importancia del autocuidado y dediqué tiempo a actividades que alimentaran mi salud mental y emocional.

   - **Por ejemplo**: La meditación regular y las actividades de ocio se convirtieron en partes no negociables de mi rutina.

4. **Establecer límites**:

   - Aprendí a establecer límites con la comida y las situaciones sociales, asegurándome de mantenerme fiel a mis objetivos.

   - **Solución**: Rechazar educadamente las ofertas poco saludables en los actos sociales se hizo más fácil a medida que fui confiando en mis decisiones.

Visión y objetivos sanitarios a largo plazo

De cara al futuro, me fijé objetivos de salud a largo plazo que me mantuvieron centrada y motivada:

1. **Tablón de anuncios**:

   o Creé un tablero de visión que incluía mis objetivos de salud, mis aspiraciones y el estilo de vida que quería llevar.

   o **Ejemplo**: Incluí imágenes que representaban viajes, logros deportivos e hitos, que servían de inspiración diaria.

2. **Fijación periódica de objetivos**:

   o Me fijo objetivos de salud anuales y trimestrales, que reviso periódicamente para seguir mis progresos y hacer los ajustes necesarios.

   o **Solución**: Los objetivos iban desde mantener mis niveles de azúcar en sangre hasta explorar nuevos retos de fitness o técnicas culinarias.

3. **Hacer hincapié en la salud holística**:

   o Mi interés iba más allá del control de la glucemia y se centraba en el bienestar general, incluida la salud mental, emocional y física.

   o **Ejemplo**: Participé en actividades que favorecieron mi salud mental, como el voluntariado y pasar tiempo de calidad con mis seres queridos.

4. **Crear un legado de salud**:

   o Mi objetivo era dar ejemplo a mis hijos y a la comunidad llevando una vida sana y equilibrada.

   o **Solución**: Involucrar a mi familia en la cocina sana y las actividades al aire libre fomentó una cultura de bienestar que se extendió más allá de mi viaje individual.

Mantener una vida sin diabetes es un compromiso continuo, pero con la mentalidad y las estrategias adecuadas, es totalmente factible. Manteniendo unos hábitos saludables, vigilando las recaídas, construyendo una red de apoyo, creando un estilo de vida equilibrado y estableciendo objetivos a largo plazo.

objetivos, abracé un futuro lleno de salud y vitalidad. Este viaje no solo ha transformado mi vida, sino que también ha profundizado mi aprecio por cada momento y experiencia a lo largo del camino.

Conclusión

Una vida sana y sin diabetes

Cuando reflexiono sobre mi viaje para revertir la diabetes de tipo 2, me siento llena de gratitud por el apoyo de mi marido, mis tres maravillosos hijos y los amigos que me apoyaron en momento. Su ánimo y comprensión fueron cruciales para ayudarme a adoptar un estilo de vida más sano. Esta transformación ha sido algo más que una mejora de la salud; ha enriquecido mi vida de innumerables maneras.

Una última palabra sobre la reversión de la diabetes

Revertir la diabetes de tipo 2 no es sólo cuestión de dieta y ejercicio; es un enfoque holístico del bienestar. Aprendí que cada pequeño paso cuenta y que la constancia es la clave. El camino fue difícil, pero cada obstáculo me enseñó a resistir y la importancia de una mentalidad positiva.

1. **El poder del conocimiento**:

   o Educarme sobre nutrición, ejercicio y control de la diabetes fue fundamental. Comprender el impacto de la alimentación y el estilo de vida en mi salud me permitió tomar decisiones con conocimiento de causa.

   o **Por ejemplo**: Descubrí la importancia del índice glucémico y aprendí a elegir alimentos que me ayudaran a mantener estables los niveles de azúcar en sangre.

2. **Crear hábitos saludables**:

   o Establecí rutinas que se convirtieron en una parte natural de mi vida diaria. Desde preparar la comida los domingos hasta disfrutar de paseos familiares después de cenar, estos hábitos contribuyeron a mi salud general.

   o **Solución**: Mi marido y yo nos propusimos explorar nuevas recetas juntos, haciendo de la alimentación sana una actividad familiar divertida en lugar de una tarea.

3. **Celebrar el progreso**:

   o Aprendí a celebrar mis logros, tanto los grandes como los pequeños. Reconocer los hitos, como la reducción de los niveles de azúcar en sangre o la finalización de un entrenamiento exigente, reforzó mi compromiso.

   o **Ejemplo**: Cuando alcancé un objetivo importante de pérdida de peso, mi familia me sorprendió con una pequeña , lo que me motivó a seguir esforzándome por conseguir más.

Su nueva normalidad: Vivir sin diabetes

Vivir sin diabetes ha transformado mi perspectiva de la salud y la vida. Ya no veo mi viaje como un conjunto de restricciones, sino como una oportunidad para abrazar la vitalidad y el bienestar.

1. **Disfrutar de la comida**:

   - Comer sano se ha convertido en una fuente de alegría y no de privaciones. Ahora disfruto de comidas vibrantes llenas de verduras frescas, proteínas magras y grasas saludables, que nutren mi cuerpo y deleitan mis papilas gustativas.

   - **Por ejemplo**: Las cenas familiares de los domingos incluyen ahora ensaladas coloridas y platos integrales, y a mis hijos les encanta ayudar a preparar las comidas.

2. **Vida familiar activa**:

   - El ejercicio se ha convertido en un asunto familiar. Damos prioridad a la actividad física, ya sea ya sea en bicicleta, haciendo senderismo o simplemente jugando en el parque.

   - **Solución**: Nuestros retos familiares, como las competiciones de step, no sólo nos mantienen activos, sino que refuerzan nuestros lazos y hacen que mantenerse en forma sea divertido.

3. **Bienestar mental y emocional**:

   - Los cambios en mi estilo de vida también han repercutido positivamente en mi salud mental y emocional. El ejercicio regular, las prácticas de atención plena y las relaciones sociales han mejorado mi felicidad general y reducido el estrés.

   - **Por ejemplo**: He incorporado sesiones semanales de yoga, que han mejorado mi concentración y me ayudó a gestionar el estrés.

Animar a otros en el mismo viaje

Al compartir mi historia, espero inspirar y animar a otras personas que se enfrentan a retos similares. estás intentando revertir la diabetes o mejorar tu salud, debes saber que es posible con determinación, apoyo y las estrategias adecuadas.

1. **Cree en ti mismo:**

   - El primer paso es creer que el cambio es posible. Adopte una mentalidad positiva y recuerde que cada pequeña acción puede dar lugar a resultados significativos con el tiempo.

   - **Por ejemplo**: Empecé con pequeños cambios, como cambiar las bebidas azucaradas por agua, que prepararon el terreno para transformaciones más sustanciales.

2. **Busque apoyo:**

   - Rodéate de una red de apoyo. Ya sean amigos, familiares o comunidades online, contar con personas que entienden tu viaje puede proporcionarte motivación y responsabilidad.

   - **Solución**: Considera la posibilidad de unirte a grupos de apoyo locales o en línea centrados en el control de la diabetes. Compartir experiencias puede ser muy enriquecedor.

3. **Concéntrese en el progreso, no en la perfección:**

   - Comprenda que pueden producirse contratiempos; forma parte del proceso. En lugar de buscar la perfección, intente progresar de forma constante. Aprende de los retos y celebra cada victoria.

   - **Ejemplo**: Cuando me enfrentaba a un contratiempo, como darme un capricho con una comida rica en azúcar, reflexionaba sobre lo que podía aprender de la experiencia en lugar de sentirme derrotado.

4. **Crear un estilo de vida sostenible:**

   - Enfoque su viaje como un cambio de estilo de vida y no como una dieta temporal. Céntrate en crear hábitos agradables que puedas mantener a largo plazo.

- o **Solución**: Experimenta con diferentes recetas, actividades y estrategias hasta que encuentres lo que mejor funciona para ti y tu familia.

En conclusión, revertir la diabetes de tipo 2 ha sido una experiencia que me ha cambiado la vida, me ha acercado más a mis seres queridos y ha profundizado mi aprecio por la salud. Estoy muy agradecida a mi marido, mis hijos y mis amigos, que me han apoyado y han hecho posible este viaje.

Juntos hemos cultivado un estilo de vida lleno de opciones saludables, amor y alegría. Si estás emprendiendo un camino similar, recuerda que tienes el poder de cambiar tu vida.

Acepta el viaje, celebra tus victorias y vive cada día con determinación y gratitud.

Anexo

En este apéndice encontrará valiosas herramientas y recursos diseñados para ayudarle a revertir la diabetes de tipo 2 y mantener un estilo de vida saludable. Cada sección incluye prácticas listas de comprobación, guías y plantillas que puede adaptar a sus necesidades.

3- Lista de comprobación de la inversión mensual

Esta lista de control es una guía completa que le ayudará a mantener el rumbo durante los próximos tres meses.

Mes 1: Sentar las bases

- ☐ Programe un chequeo médico para controlar los niveles de azúcar en sangre.

- ☐ Investiga y elige un plan de alimentación (por ejemplo, dieta mediterránea).

- ☐ Comience a llevar un diario de alimentos para controlar sus hábitos alimentarios.

- ☐ Elimine los alimentos procesados y los azúcares de su dieta.

- ☐ Comience una rutina básica de ejercicios (30 minutos de caminata 3 veces por semana).

Mes 2: Tomar impulso

- ☐ Aumentar la frecuencia del ejercicio (4-5 días a la semana).

- ☐ Incorpore el entrenamiento de fuerza al menos dos veces por semana.

- ☐ Experimente con la preparación de comidas para la semana siguiente.

- ☐ Únete a un grupo o comunidad de apoyo para rendir cuentas.

- ☐ Comenzar el ayuno intermitente (por ejemplo, método 16/8).

Mes 3: Consolidar los cambios

- ☐ Revise los niveles de azúcar en sangre con su médico.

- ☐ Ajuste los planes de comidas en función de sus progresos.

- ☐ Introduce nuevas recetas saludables para que las comidas sigan siendo emocionantes.

- ☐ Reflexione sobre su viaje y celebre los hitos.

- ☐ Fíjese objetivos de salud a largo plazo para seguir teniendo éxito.

Ejemplo de lista de la compra:

- **Frutas**: Bayas, manzanas, naranjas

- **Verduras**: Espinacas, col rizada, brócoli, pimientos morrones

- **Proteínas**: Pechuga de pollo, pescado, legumbres, tofu

- **Cereales integrales**: Quinoa, arroz integral, pan integral

- **Grasas saludables**: Aguacate, aceite de oliva, frutos secos

- **Hierbas y especias**: Ajo, cúrcuma, jengibre, albahaca

Plantilla de planificación de comidas:

Día	Desayuno	Almuerzo	Cena	Merienda
Lunes	Copos de avena con frutas del bosque	Ensalada de pollo a la parrilla	Salteado de quinoa y verduras	Hummus y verduras
Martes	Batido con espinacas	Sopa de lentejas	Salmón al horno con brócoli	yogur griego con nueces
Miércoles	Huevos revueltos con espinacas	Wrap de pavo con cereales integrales	Tofu salteado con verduras	Rodajas de manzana y mantequilla de almendras
Jueves	Pudin de semillas de chía	Ensalada de quinoa	Salteado de pollo	Requesón con bayas
Viernes	Copos de avena con nueces	Bol de alubias negras	Pimientos rellenos	Chocolate negro (70%+)

Registros de ejercicio y ayuno

Plantilla de registro de ejercicios:

Fecha	Actividad	Duración	Intensidad (Baja/Media/Alta)	Notas
01/01/2024	A pie	30 mins	Medio	Me sentí muy bien
01/02/2024	Entrenamiento de fuerza	45 min	Alto	Centrado en la parte superior del cuerpo
01/03/2024	Yoga	30 mins	Bajo	Sesión relajante
01/04/2024	Ciclismo	60 mins	Medio	Buen tiempo

Fecha	Actividad	Duración Intensidad (Baja/Media/Alta) Notas

Plantilla de diario de ayuno:

Fecha	Ventana de ayuno	Ventana para comer	Notas
01/01/2024	20.00 H - 24.00 H	12 H - 20 H	Tenía hambre, pero era manejable
01/02/2024	20.00 H - 24.00 H	12 H - 20 H	Niveles de energía elevados
01/03/2024	20.00 H - 24.00 H	12 H - 20 H	Antojos por la mañana

Recursos y lecturas complementarias

1. **Libros:**

   - "El código de la diabetes", del Dr. Jason Fung

   - "Cómo no morir", del Dr. Michael Greger

   - "La solución para el azúcar en sangre" del Dr. Mark Hyman

2. **Páginas web:**

   - Asociación Americana de Diabetes (diabetes.org)

   - Centros para el Control y la Prevención de Enfermedades (cdc.gov/diabetes)

   - Directrices dietéticas en Nutrition.gov

3. **Apps:**

   - MyFitnessPal (para el seguimiento de la ingesta de alimentos)

   - Glucose Buddy (para controlar el azúcar en sangre)

   - Fitbit o aplicaciones similares para el seguimiento del ejercicio y los niveles de actividad

Este apéndice proporciona herramientas esenciales para ayudarle en su camino hacia un estilo de vida más saludable. Si se mantiene organizado e informado, podrá gestionar eficazmente su salud y realizar cambios duraderos. Recuerde que cada paso que da le acerca más a sus objetivos de salud.

Referencias

- Asociación Americana de Diabetes. (2020). Estándares de atención médica en diabetes-2020. *Diabetes Care*, 43(Suplemento 1), S1-S232. https://doi.org/10.2337/dc20-S001

- Craig, M. E., Hattersley, A. T., Donaghue, K. C., & Florez, J. C. (2019). Diabetes mellitus tipo 1. *Nature Reviews Disease Primers*, 5(1), 1-18. https://doi.org/10.1038/s41572-019- 0081-8

- Grupo de Investigación del Programa de Prevención de la Diabetes. (2002). Reducción de la incidencia de diabetes tipo con intervención en el estilo de vida o metformina. *New England Journal of Medicine*, 346(6), 393-403. https://doi.org/10.1056/NEJMoa012512

- Doran, R. M., & Barrett, T. J. (2017). El papel de la fibra dietética en el manejo de la diabetes tipo 2. *Nutrition Reviews*, 75(10), 744-755. https://doi.org/10.1093/nutrit/nux050

- Fuchs, M., y Marquardt, M. (2020). El impacto de la dieta en el control de la diabetes: An overview. *Current Diabetes Reports*, 20(10), 1-9. https://doi.org/10.1007/s11892-020-01321- 6

- Hu, F. B. (2011). Resuelto: Existen pruebas científicas suficientes de que la disminución del consumo de bebidas azucaradas reducirá la prevalencia de la obesidad y la diabetes tipo 2. *Obesity Reviews*, 12(3), e568-e569. https://doi.org/10.1111/j.1467-789X.2010.00800.x

- Kahn, S. E., Cooper, M. E., & Del Prato, S. (2014). Fisiopatología y manejo de la diabetes mellitus tipo 2. *The Lancet*, 383(9911), 1068-1083. https://doi.org/10.1016/S0140-6736(13)62154-1

- Khunti, K., Gomes, M. B., & Devries, J. H. (2017). La gestión de la diabetes tipo 2. *British Medical Journal*, 356, j1107. https://doi.org/10.1136/bmj.j1107

- Lean, M. E. J., Carraro, R., & Dyer, A. (2018). El papel del control del peso en el tratamiento de la diabetes tipo 2: Una declaración de consenso. *Diabetes & Metabolism*, 44(3), 224-229. https://doi.org/10.1016/j.diabet.2017.09.001

- Mozaffarian, D., Hao, T., Rimm, E. B., Willett, W. C., & Hu, F. B. (2011). Cambios en la dieta y el estilo de vida y aumento de peso a largo plazo en mujeres y hombres. *New England Journal of Medicine*, 364(25), 2392-2404. https://doi.org/10.1056/NEJMoa1014296

- Nascimento, R. C., & Neves, A. L. (2020). Impacto de las intervenciones dietéticas en el manejo de la diabetes tipo 2: A systematic review. *Nutrition Reviews*, 78(2), 151-166. https://doi.org/10.1093/nutrit/nuz065

- Instituto Nacional de Diabetes y Enfermedades Digestivas y Renales. (2016). *Insulin resistance & prediabetes.* https://www.niddk.nih.gov/health-.information/diabetes/overview/insulin-resistance-prediabetes

- Ng, M., Fleming, T., Robinson, M., & et al. (2014). Prevalencia mundial, regional y nacional de sobrepeso y obesidad en niños y adultos durante 1980-2013: Un análisis sistemático para el Global Burden of Disease Study 2013. *The Lancet*, 384(9945), 766-781. https://doi.org/10.1016/S0140-6736(14)60460-8

- O'Neil, C. E., Nicklas, T. A., Fulgoni, V. L., & et al. (2014). El papel de los lácteos en la dieta de niños y adolescentes: Una revisión de la literatura. *Nutrition Reviews*, 72(4), 250-261. https://doi.org/10.1111/nure.12118

- Pijl, H., & et al. (2019). El papel del ejercicio en el control de la diabetes. *Clinical Diabetes and Endocrinology*, 5(1), 1-11. https://doi.org/10.1186/s40842-019-0084-2

- Reaven, G. M. (1988). Papel de la resistencia a la insulina en la enfermedad humana. *Diabetes*, 37(12), 1595- 1607. https://doi.org/10.2337/diab.37.12.1595

- Saeedi, P., Peters, J. R., Salpea, P., & et al. (2019). Estimaciones de prevalencia de diabetes mundial y regional para 2019 y proyecciones para 2030 y 2045: Resultados del Atlas de Diabetes de la Federación Internacional de Diabetes, 9ª edición. *Diabetes Research and Clinical* Practice, 157, 107843. https://doi.org/10.1016/j.diabres.2019.107843

- Sinha, R., & et al. (2017). Resistencia a la insulina y obesidad: El papel de la microbiota intestinal. *Nature Reviews Gastroenterology & Hepatology*, 14(9), 568-579. https://doi.org/10.1038/nrgastro.2017.60

- Slentz, C. A., & et al. (2016). Efectos de la actividad física en los resultados de salud en individuos con diabetes tipo 2: Una revisión sistemática. *American Journal of Preventive Medicine*, 51(5), 702-712. https://doi.org/10.1016/j.amepre.2016.06.005

- Tamez, M., & et al. (2020). Control de la diabetes: Enfoque en las modificaciones de la dieta y el estilo de vida. *Journal of the American College of Nutrition*, 39(7), 650-659. https://doi.org/10.1080/07315724.2020.1759680

- Thomas, D. E., Elliott, E. J., & Naughton, G. (2007). Ejercicio para la diabetes mellitus tipo 2 (Revisión Cochrane traducida). *Cochrane Database of Systematic Reviews*, (3), CD002968. https://doi.org/10.1002/14651858.CD002968.pub2

- Tricco, A. C., & et al. (2017). La efectividad de las intervenciones dietéticas en el control glucémico en la diabetes: Una revisión sistemática y metaanálisis de red. *Diabetes Care*, 40(4), 460-467. https://doi.org/10.2337/dc16-2217

- Tuomilehto, J., & et al. (2001). Prevention of type 2 diabetes mellitus by changes in lifestyle among subjects with impaired glucose tolerance. *New England Journal of Medicine*, 344(18), 1343-1350. https://doi.org/10.1056/NEJM200105033441801

- Departamento de Salud y Servicios Humanos de los Estados Unidos. (2018). *Directrices de actividad física para los estadounidenses.* https://health.gov/sites/default/files/2019-09/PAG_Advisory_Committee_Report.pdf.

- Van Dieren, S., & et al. (2010). La influencia de la fibra dietética en el riesgo de diabetes: A systematic review. *Current Diabetes Reports*, 10(3), 232-243. https://doi.org/10.1007/s11892-010-0113-0

- Wolever, T. M., & et al. (2015). Índice glucémico y carga glucémica: Una revisión de la literatura. *Nutrition Reviews*, 73(7), 441-454. https://doi.org/10.1093/nutrit/nuv029

- Organización Mundial de la Salud. (2020). *Diabetes.* https://www.who.int/news-room/fact-sheets/detail/diabetes

- Wright, S. C., & et al. (2019). El papel de la nutrición en la prevención y gestión de la diabetes. *Journal of Nutrition and Metabolism*, 2019, 1-10. https://doi.org/10.1155/2019/5632481

- Zhang, P., & et al. (2017). La epidemiología global de la diabetes tipo 2 y sus implicaciones cardiovasculares. *Nature Reviews Cardiology*, 14(2), 85-99. https://doi.org/10.1038/nrcardio.2016.177

- Zimmet, P. Z., & et al. (2016). La epidemia mundial de diabetes y sus implicaciones cardiovasculares. *Nature Reviews Cardiology*, 13(1), 6-8. https://doi.org/10.1038/nrcardio.2015.175

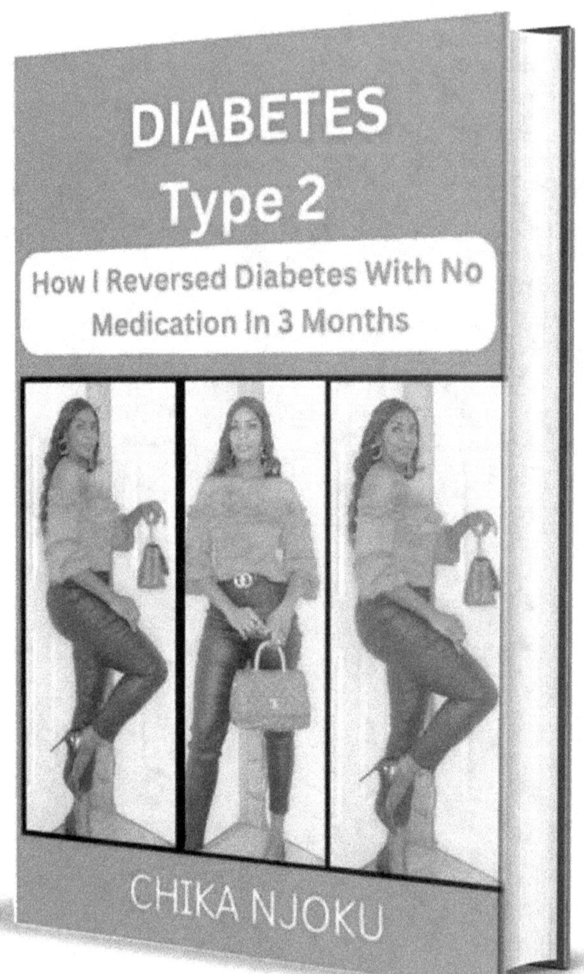

DIABETES
Type 2
How I Reversed Diabetes With No
Medication In 3 Months
CHIKA NJOKU

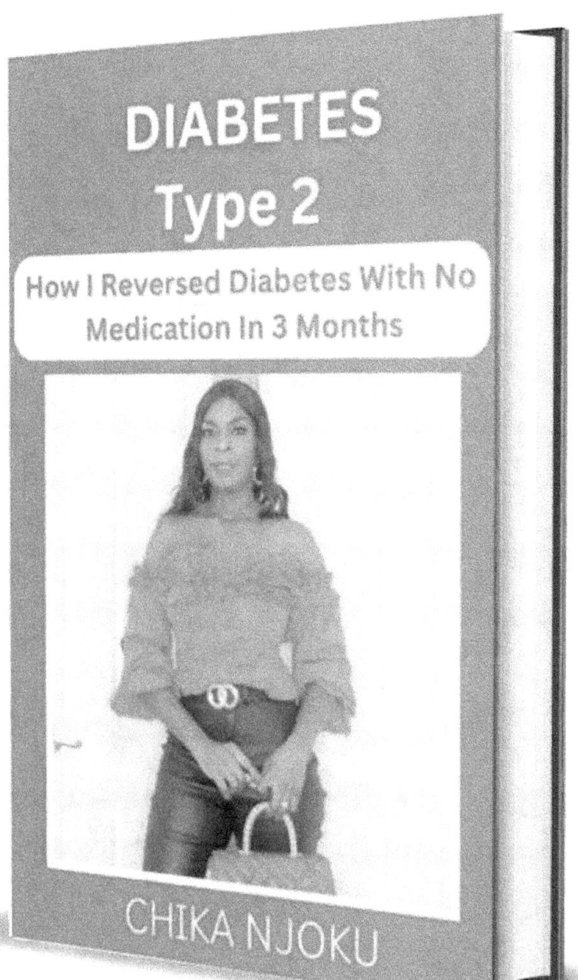

DIABETES
Type 2
How I Reversed Diabetes With No
Medication In 3 Months
CHIKA NJOKU